居家透析知识丛书

JUJIA TOUXI ZHISHI CONGSHU

丛书主编：谭丽萍　王赟

居家透析

笑对生活

主编　潘烨瑾

JUJIA

TOUXI

XIAODUI

SHENGHUO

苏州大学出版社

Soochow University Press

图书在版编目（CIP）数据

居家透析笑对生活 / 潘烨瑾主编 . —苏州：苏州
大学出版社，2023.11
（居家透析知识丛书 / 谭丽萍，王赟主编）
ISBN 978-7-5672-4583-9

Ⅰ.①居… Ⅱ.①潘… Ⅲ.①血液透析—基本知识
Ⅳ.① R459.5

中国国家版本馆 CIP 数据核字（2023）第 210499 号

书　　名：居家透析笑对生活

主　　编：潘烨瑾
责任编辑：马德芳
助理编辑：何　睿
装帧设计：吴　钰
插画设计：袁悦靓

出版发行：苏州大学出版社（Soochow University Press）
社　　址：苏州市十梓街1号　　　　邮编：215006
网　　址：www.sudapress.com
E-mail：sdcbs@suda.edu.cn
印　　装：苏州市古得堡数码印刷有限公司
邮购热线：0512-67480030
销售热线：0512-67481020
网店地址：https://szdxcbs.tmall.com/（天猫旗舰店）

开　　本：700 mm×1 000 mm　1/16　　印张：6.25　　字数：103 千
版　　次：2023 年 11 月第 1 版
印　　次：2023 年 11 月第 1 次印刷
书　　号：ISBN 978-7-5672-4583-9
定　　价：25.00 元

"居家透析知识丛书"
编委会

主　审

施晓松　宋　锴

丛书主编

谭丽萍　王　赟

丛书副主编

姜小梅　王　芸　周梅芳　陈斯霞　潘烨瑾

丛书编委

（按姓氏笔画排序）

马　琴　王　蔚　田凤美　朱义盼　刘鹏程

汤美玲　李　颖　李文文　吴　青　沈明丽

姚　群　顾　丹　顾　莹　钱　鹏　倪　蓉

倪云洁　蔡梅芝

总

随着社会老龄化、生活方式和环境的变化，终末期肾病（end-stage renal disease, ESRD）正成为全球重大公共卫生问题，具有高发病率、高致残率和高治疗费用等特点。2020 年全球肾脏替代治疗人数已达到 378.1 万人，有研究预测，至 2030 年将有 543.9 万人需要接受肾脏替代治疗。肾脏替代治疗主要包括血液透析和腹膜透析。腹膜透析是治疗终末期肾病的有效手段之一，相较于血液透析具有诸多优势，如可居家治疗、操作简便、能更好地保护残余肾功能、对血流动力学影响小、传染病感染风险低、生存质量较高及治疗费用较低等，已被广大医务人员和肾友所接受。因此，腹膜透析是应对终末期肾病这一重大公共卫生问题的有效策略。

中国是全球腹膜透析治疗人数最多的国家，截至 2021 年年底，来自国家卫生健康委员会全国血液净化病例信息登记系统（Chinese National Renal Data System, CNRDS）的数据显示，我国腹膜透析总人数已达 126 372 人，且每年以 12%～15% 的速度增长。居家腹膜透析以其安全有效、支持远程数据管理、非聚集性、居家便利、心脑血管疾病并发症少和利于回归社会等优势，成为终末期肾病替代治疗的首选。

腹膜透析肾友需要长期进行居家透析治疗，日复一日，年复一年，如何以良好的心态积极应对透析持久战，做自己身体的照护者和管理者，延缓并发症的发生，最终提高生命的质量，亟需医护人员专业而通俗的健康教育指导，在充分尊重肾友的基础上提供更人性化的医疗服务，帮助肾友提升居家透析自我管理能力，展现医护人员仁心仁术。"居家透析知识丛书"正是基于"以患者为中心"的理念而诞生的科普读物。

"居家透析知识丛书"一共有五册，分别是《我选择居家透析》《居家透析知识储备》《居家透析我做主》《居家透析那些事》《居家透析笑对生活》。这套丛书以一个有着三年居家腹膜透析经验的肾友视角，部分采用问答的形式，运用通俗易懂的语言，图文并茂，生动地讲述肾病来由、透析经历和身边肾友发生的故事。每册书中围绕居家透析主题，对专业的慢性肾脏病知识、透析治疗手段、自我管理方法进行了科学的解读，希望可以帮助终末期肾病肾友做好心理建设，积极面对疾病，逐渐学会与疾病共存，在面临透析抉择时和透析过程中可以从容不迫，建立良好的自我感知，做居家透析的管理者，真正地回归社会。同时，这套丛书可以提高全社会对慢性肾脏病及其防治的知晓度。

这是一套不普通的科普丛书！一来，新冠疫情的冲击改变了民众的工作和生活方式，同样也改变了终末期肾病肾友透析治疗方式的选择，改变了医院透析中心对肾友的随访管理模式，并促使我们酝酿形成了编写一套服务居家透析肾友的科普书的想法。二来，本套丛书编委会成员是苏州大学附属第二医院血液净化专科护士培训基地中长期从事血液净化专科护士培训的护理专家和专科护士。在编写过程中，他们尽最大努力去还原多年的临床诊治护理真实案例，凝结多年的居家腹膜透析培训教育经验，收集众多肾友及其家属的热点关注问题进行内容设计，让读者有更好的阅读体验。

这套丛书内容的整理、撰写和校对得到了医院领导、肾内科同人及出版社的大力支持与专业指导，部分慢性肾脏病肾友也给了我们很多好的意见和建议，在此向持续关注腹膜透析领域、关爱慢性肾脏病肾友的各界人士表示衷心的感谢。

谭丽萍

苏州市护理学会副理事长

苏州大学附属第二医院（核工业总医院）护理部主任

2023 年 10 月

前言 Foreword

　　全球慢性肾脏病的发病率逐年升高，年轻患者也呈不断增加的趋势。由于慢性肾脏病发病的隐匿性，很多患者直至终末期才发现自己患病，此时不得不接受透析治疗来维持生命。随着透析技术和治疗条件的发展进步，患者可以依靠透析治疗来延长生命，这使得连续透析时间超过 20 年、30 年变为可能。但透析治疗只是患者生活的一部分，居家透析可以极大地方便患者，改善其生活质量，他们也可以跟健康人一样，享受美好的生活。为此，我们筹划编写了这本《居家透析笑对生活》，旨在以通俗的语言和丰富的案例向大家讲述透析生活中的相关知识。

　　本书围绕透析患者的心理、运动、工作、旅游、夫妻生活和生育问题，以及透析后的衣、食、住、行等热门话题，以患者在医护人员的帮助下从发现疾病时的恐惧和不接受，到改变自己、接受透析、学会自我管理的心路历程为主线，穿插患者这些年在透析道路上的所见所闻，展现了其应对透析治疗后身体、心态、家庭、工作等的一系列变化，积极投入常人生活的完整经历。希望通过本书的内容，让同样接受透析治疗的肾病患者产生共鸣，使他们能够详细了解慢性肾脏病的相关知识，用积极的心态正确应对身体和生活的变化，同时更科学、有效地掌握自我管理的方法，提高透析质量，减少并发症的发生。祝愿每一位接受透析治疗的患者都能回归社会，做力所能及的事情，享受多姿多彩的生活。

潘烨瑾

2023 年 10 月

目录 Contents

一

透析后的心态

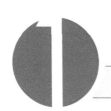

接受患病后的身体状态

　　不幸来得总是那么突然。三年前我被诊断为慢性肾脏病 4 期，医生告诉我未来需要进行透析治疗来清除体内多余的水分和代谢物。这一突如其来的噩耗给了我沉重的打击，使我一度处于崩溃的边缘。我想："上天为什么对我这么不公平，我才 27 岁，风华正茂，却要走上不正常的生活道路，未来的人生将何去何从？"难以接受现实和抱怨自己命运的心态，致使我心绪不稳，整日郁郁寡欢。不到半年，我的残余肾功能就难以维持我身体的正常运转，我不得不住院治疗。住院一个多星期，我仍然无法接受留置腹膜透析导管或建立自体动静脉内瘘的残酷现实，医生给我下了最后通牒：出院回家或留置腹膜透析导管或建立自体动静脉内瘘。我内心感到无比的焦虑和无助。后来在医生和护士耐心的讲解和细心的帮助下，我对这个病和未来的治疗也有了一定的认识，了解了腹膜透析和血液透析两

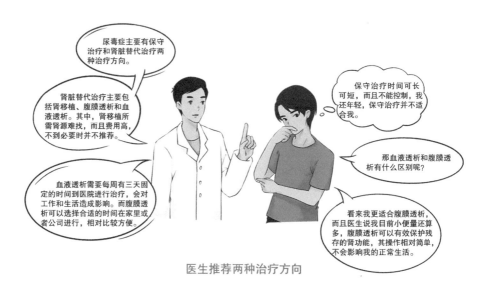

医生推荐两种治疗方向

种透析方式后，我得知腹膜透析具有保护残余肾功能的作用，同时是一种居家透析的方式，对工作和生活的影响相对较小。最终我选择了腹膜透析。

自从腹膜透析导管被植入体内后，我的肚子上便多了一条像尾巴一样的管子，我总感觉不适，有损自身形象。但回到家里，我不得不开始进行腹膜透析，因为排泄不掉的代谢物会使我更加难受，进行腹膜透析时又要灌进体内一肚子"水"，不仅身上多了条"尾巴"，我还成了"大肚腩"，真心不舒服，走路都变得笨重，不敢多活动。于是，我整日闷在家里，极度消沉，浑浑噩噩，度日如年。我的内心一直接受不了这个病，接受不了肚子上的这根腹膜透析导管，接受不了这个常常装了一肚子"水"致使腹部下坠的身体……所以我动不动就发脾气，也不爱出门，担心被人问起自己的病情。父母和妻子理解我难过的心情，基本都顺着我，我也知道他们在背后默默流泪，可这又能怎么样呢？现实就是如此的残酷。就这样，我三个月没有出门，父母和妻子也都在不断地开导我，给了我无尽的关爱和支持，使我振作起来。当然，我自己也对未来的人生思考了很多，逐渐地认识到，总不能一直这样消沉下去，俗话说"日出东山落西山"，日子还需要继续。我便尝试着走出门，去接触人和社会，想着和人接触得多了，心情也许会逐渐变得舒畅，从而慢慢地学会接受病情和面对现实。人们常说："总嫌弃自己穿的鞋破，直到看到了别人连脚都没有。"上帝为我们关上一扇门的同时，就会给我们打开一扇窗，我愿意接受来自窗外的光明。

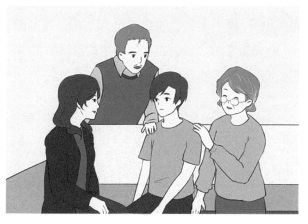

父母和妻子对我的安慰和鼓励

虽然自己的肾功能已经衰竭，但幸好我得到了良好的医疗救治，依靠腹膜透析获得了新生，使我能够拥抱全新的生活、畅想未来美好的新人生。每天，我把腹膜透析液通过腹膜透析导管输送入腹腔，然后再放出来，这成为了我日常生活中的一部分。同时，我也慢慢地开始了解和学习尿毒症和腹膜透析的相关知识。父母和妻子看我逐渐面对现实，步入新生活，也渐渐地放下心来。

接受腹膜透析治疗三年来，有心酸，有苦楚，但随着对自身疾病和透析方式认识的增加，我逐渐摸清了自身状态，掌握了透析规律和身体状态变化规律。起初，我会听一些轻音乐来纾解我抑郁的情绪，这是我的爱好。渐渐地，我不仅走出了那片阴霾，还发现音乐在我振作的路上给了我很大的力量，加上父母和妻子的默默陪伴，以及在医护人员指导下做的一些适合自己的运动，我的身心得以慢慢恢复，我也从中不断地学习，变得越来越自信。此外，我逐渐开始以积极健康的心态面对腹膜透析，面对自己，接纳自己。后来，我发现这种心态是相当重要的，只有这样，才能更好地管理自己的健康状况，管理自己的人生，以最佳状态弥补疾病给自己带来的缺憾。所谓"亡羊补牢，犹未晚也"。我希望通过讲述自己的经历，能让和我有同样疾病的患者看到，并能及时放下沉重的心理包袱，积极面对生活。历史上有多少名人虽然拥有不幸的人生，却创造了人生的奇迹，正如司马迁所言："文王拘而演《周易》；仲尼厄而作《春秋》；屈原放逐，乃赋《离骚》；左丘失明，厥有《国语》；孙子膑脚，《兵法》修列；不韦迁蜀，世传《吕览》；韩非囚秦，《说难》《孤愤》；《诗》三百篇，大抵圣贤发愤之所为作也。"我不幸患此疾病，已成定局，与其整日愁眉不展、悲痛欲绝，何不向先贤学习，创造自我的人生奇迹，散发出属于自己的那一道光，亦甚是可贵。人生难得，珍之，惜之，爱之。

良好情绪的培养

　　由于肾功能衰竭、身体异样，我的内心深处很难忘记自己患者的角色，因而常常出现焦虑、抑郁等负面情绪。然而我一想到生活、工作还得继续，良好的情绪、心理状态是必备的，而且不良情绪或心理状态会加重病情或引发其他疾病，我便以积极的正面情绪来面对所经历的一切。这几年来，我一直在寻找培养正面情绪的方法。当然，培养正面情绪不是一蹴而就的，而是需要有意识地去探索属于自己的方法。我所尝试过的方法，包括培养自己的兴趣爱好、做适合自己的运动、寻找同伴支持等。下面简单讲述一下我让自己积极地面对生活和工作的故事，希望能够引起正在读此书的你的共鸣，重燃对美好生活的信心。

　　我平时喜欢听一些轻音乐，所以每当我感到自己产生孤寂、自卑、失落等负面情绪时，便会听一听轻音乐，感受那跳动的曼妙音符，这些音符如同一连串充满情感的话语进入我的心灵，给我以爱的慰藉，让我可以重新拥有无尽的力量，给予我十足的信心和温暖的陪伴，疗愈着我的身心。后来，我听医护人员说，这属于音乐治疗，在腹膜透析患者的心理康复方面具有非常大的优势。首先，有研究指出，音乐治疗可以改善人的神经系统功能，促进人体内啡肽、多巴胺等"快乐神经递质"的释放，就像吃甜食或者参加运动可以促进多巴胺的释放一样，让人们产生愉悦感。其次，音乐还能够怡情悦性，从而改善人们的情绪，激发人们的情感，振奋人们的精神。再次，音乐治疗有助于缓和以至消除心理、生理因素导致的紧张、焦虑、忧郁、恐惧等不良情绪，减少不良的身心反应，提升应激能力，对调节心理和舒缓情绪具有积极作用。最后，音乐治疗在改善睡眠等方面的疗效也十分显著。也正是由于这些优势，音乐治疗在腹膜透析患者心理康复中的应用越来越受到重视。因此，我更加喜爱音乐了。

后来，我进一步了解到，音乐治疗有很多形式和手段，如听音乐、唱歌、演奏乐器、填词、作曲、跳舞等，我个人比较喜欢听轻音乐。另外，在音乐治疗过程中，我们可以寻求音乐治疗师的帮助，和音乐治疗师一起聆听歌曲、讨论歌曲、演唱歌曲、创作歌曲，一起进行音乐想象、音乐绘画，一起玩即兴音乐，或者只是跟着节拍器做一些肢体的康复练习，抑或是仅仅陶醉其中，等等。通过这种音乐治疗方式，很多负面情绪（焦虑、抑郁等）都会得到不同程度的改善。

如果你也喜欢音乐，当你情绪不佳、负面情绪占据上风时，不妨来感受一下音乐的魅力，感受每一个音符的跳跃、每一段旋律的飞舞，抑或是每一个高音的绚烂呈现，享受音乐那如流水般的缠绵，如山泉般的清脆，如露珠般的晶莹。

另外，在医护人员的科学指导下，我还坚持进行有氧运动（慢跑、户外健走、骑自行车、跳广场舞、打乒乓球等），我主要是慢跑运动，每周3～5次，每次30～60分钟。时间长了，我发现适当的运动除了强身健体之外，还会改善我的负面情绪。所以，这也印证了那句话："生命在于运动。"保持良好的正面情绪，坚持科学地运动，享受动感人生，对改善患者身心善莫大也。

以上就是我保持正面情绪的方法。当然，保持积极向上的心态、良好的情绪是需要一个过程的，即正确认识自我、对待自我和自我成长的过程。我们每个人如何保持积极向上的情绪，需要自己去探寻适合的方式方法。负面情绪不可能因为我们拥有了获得正面情绪的方法就永远消失，它时不时会在我们的生活中出现，哪怕是身体健康的人也不可能不被负面情绪困扰，重要的是你会如何去看待它，当你把它看得不再重要的时候，那它的影响也会变得微乎其微。正面情绪的培养正是如此，需要我们正确看待人生，正视自我，坦然面对生活中发生的事情，有意识地、乐观地对待所发生的一切，这便是正面情绪养成的开始。长此下去，这些方式方法会让我们在生活中形成习惯，逐渐培养起正面情绪。当你拥有了正面情绪，就像我们人体接种了疫苗之后拥有了强大的免疫力一般，能够驱逐负面情绪的邪恶力量。

综上，基于我平时对科普知识的积累，我再推荐一些其他培养正面情绪、端正心态的方式方法，供大家参考，比如正念减压疗法、情绪释放疗法、认知行为疗法、寻求同伴支持或家庭支持等。如果你感兴趣的话，可以去尝试了解和应用。

战胜病魔，需要战胜自我。培养正面情绪，助力你我前行！

一、透析后的心态

3 与医护人员建立信任关系

面对人生，很多人都会提到一个词——"生老病死"。这个词把我们每个人和医护人员联系在了一起。小病小痛总会痊愈，但有些疾病很难治愈，患者隔三岔五就得往医院跑，频频与医护人员打交道。比如我们所患的尿毒症，在现有医疗条件下无法彻底治愈，我们更多的是争取"与疾病共存"，并尽可能地减少疾病对我们生活、工作的影响。因此，面对如此难以对付的疾病，我们就不得不到医院寻求医护人员的帮助，在他们的指导下，我们可以生活得更好。腹膜透析虽然是一种有效的居家治疗方式，然而它也离不开患者与医护人员的交流和配合。于是，我们相遇、相识、相伴，彼此的人生产生交集，发生了许许多多的故事，这些故事也让我们越发理解慢性肾脏病，理解肾脏替代治疗，理解腹膜透析。

患者与医护人员的交流，要以信任为基石。我对医护人员的信任，来自于我自身的经历。一次，我到医院腹膜透析中心去做检查，发现炎症指标偏高，医生告诉我注意腹膜透析导管的消毒和环境的卫生。我虽然嘴上答应着，心里却想：你们医生就喜欢小题大做，如果凡事都听你们的，那么我们患者都别活了。临走时，透析卫士再三叮嘱我更换腹透液时注意环境卫生，有不舒服的情况，一定要及时过来就诊，我敷衍地应了一声就走了。我心想：三个多月了，我一直是这么做的，根本没出现任何问题，你们医生、护士就是想让我多看病、多花钱。不料，没过多久，我的身体便出现了腹膜炎（我上班时，为了图方便，直接在单位的休息室进行腹透液的更换），不得不住院接受治疗，过了一段时间才得以出院。在此，我想告诫广大肾病患者，一定要谨遵医嘱，信任医护人员，否则就会吃大亏。

时光飞逝，在腹膜透析的道路上，我已经走过了三年的时间，也增长了不少关于腹膜透析的知识，也常听到关于医护人员与肾病患者之间的矛盾和怨言，在这里讲述一些，希望能够解答一些患者的疑惑，抚慰他们脆弱的内心。

我常常听到许多腹膜透析患者的抱怨："我每个月才来一次医院，医生随便翻翻我的化验单、透析记录，简单地询问了几句病情，说了一句'挺好的'，3分钟就把我打发了！我怀疑医生根本没有好好给我看病。"有的腹膜透析患者则说："我的责任护士上班可真清闲，不用打针、不用抽血，也就接打电话指导我几句即可。"有的腹膜透析患者说："每次跟我打电话或者利用网络沟通的都是责任护士，我的治疗方案也都是护士制订的吗？"还有的腹膜透析患者说："明明可以手工进行腹膜透析，医生却推荐我用腹膜透析机做治疗，他们是为了推销机器吗？"……其实这些想法都是我们的主观臆测。事实上，为了缩短腹膜透析患者的候诊时间，在腹膜透析患者来诊前的一周，医生已经提前熟悉了下周来就诊患者的透析方案、用药、血压、体重、化验检查情况，并将重点内容做了相应记录，提前做好了功课，所以当腹膜透析患者没什么特殊情况出现，很快就就诊完毕。透析卫士每天随访的并不只是一两位腹膜透析患者，一位透析卫士每天通过接打电话或者手机 APP 在线联系的腹膜透析患者数通常有十位以上。除了接打电话对腹膜透析患者进行远程指导外，透析卫士还有一箩筐的事情：培训新置管的腹膜透析患者、协助医生完成腹膜透析置管手术、腹膜透析随访门诊、随时处理腹膜透析患者发生的各种急性并发症、收集并整理腹膜透析患者所有的病例资料、专业理论学习、疑难病历讨论等。另外，我们的腹膜透析、用药以及营养管理方案，都是在腹膜透析中心的医生和护士的共同商议下制订的。对于一些病情有变化或者病情复杂的腹膜透析患者，腹膜透析中心的医护人员甚至要在反复讨论、查阅资料后制订诊疗方案。透析卫士承担着重要的信息中枢和传输职能，协助落实诊疗方案，同时还会督促患者进一步执行。关于腹膜透析机，开始我也猜疑是医生和护士在推销机器，便心有不悦地使用了。事实上，相比于手工腹膜透析，应用腹膜透析机后，我发觉自己拥有了更高的生活质量、更好的社会回归感、更低的腹膜炎发生率。渐渐地我才明白，他们"推销"的不是机器，而是高质量的治疗模式，可以帮助患者尽可能恢复到接近于正常人的生活。对于腹膜透析医护人员来说，患者康复是对他们唯一的也是最好的回报。

综上不难发现，依靠腹膜透析生存的我们，必须相信医生和护士，正是因为有了他们的专业付出和陪伴，我们前行的道路才显得那么的平坦，他们是我们腹膜透析道路上为我们扫除荆棘的人，让我们不会遍体鳞伤；他们是与我们携手同行之人，会在我们最困难之时给予最大的帮助；他们将是我们往后余生中关心我们最多的人之一，相较父母有过之而无不及。所以，我们要信任这些与我们一路相伴的人，和他们建立良好的信任关系，这会使我们在腹膜透析的道路上不那么恐惧，不那么孤单，少走很多弯路，少受很多痛苦。

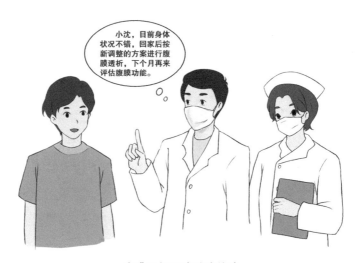

腹膜透析门诊随访就诊

家永远是温暖的港湾

　　家是我们每个人最温暖的港湾，它替我们遮挡外面的风雨，给我们最坚实的支撑。而家之所以是每个人的港湾，就是因为家里有我们最爱的人和最爱我们的人始终守候在那里。

　　对于患尿毒症进行腹膜透析的人来说，家又被赋予了更多的含义，它不仅是一种支持，代表了一种不抛弃、不放弃的力量，还是我们进行透析治疗的特殊场所。

　　作为腹膜透析患者，在家庭的庇护下我们一如往常生活着，在家庭的呵护下我们的身心得到慰藉，在家庭的温暖下我们拥有着无尽的力量。家庭对我们的漫漫透析路起到了重要的作用，虽然家庭并不能最终决定我们的生命轨迹，但是不可否认的是，我们往后余生的道路上的每一个选择都与家庭连在一起。

　　良好的家庭环境有利于我们腹膜透析患者的身心健康，可为我们提供经济、情感的支持。家庭是一个整体，如果出现危机性生活事件，它将影响到每一位家庭成员。腹膜透析患者长期居家治疗、病情迁延、预后不良，打破了家庭原有的生活秩序，经济压力加大，势必会影响到家庭成员身心健康，导致家庭成员出现生理、心理问题。所以，创建和维持良好的家庭氛围，促使家庭健康发展，对于腹膜透析患者继续积极、乐观、向上的生活以及重归社会至关重要。

　　居家腹膜透析，是将治疗融于家庭日常生活之中，家庭支持就显得尤为重要。家庭支持主要是指家庭的其他成员为患者在经济、生活和情感上提供的支持，其作为一种可利用的外部资源，对腹膜透析患者的影响越来越受到重视，引导家庭成员成为家庭支持的提供者，已成为现代护理理念的核心及未来发展的一种趋势。良好的家庭支持是提高腹膜透析患者自我管理能力的前提和基础。因此，腹膜透析患者应充分重视家庭支持的影响，在治疗过程中通过提高家庭支持水平，提高自我管理行为，改善生存质量。

虽然我们每一个人都只是尘世中微不足道的一粒尘埃，却是屹立在每个家庭中的一座山。希望更多的尿毒症患者借助简便的居家腹膜透析，继续享有平常人的岁月静好，不论晴雨冷暖，都能保持平和的心态笑对生活，让生命之花继续尽情绽放。

九

透析后的运动

二、透析后的运动

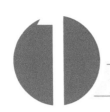

运动给身体带来的好处

　　自从生病以后，家里人都很紧张，要求我多休息少走动，就怕我累着。我自己也是这么想的，肾脏病不能累，要多休息。而且自从开始腹膜透析，我经常需要加热腹透液，每四个小时就要做一次腹膜透析，感觉哪也去不了，一想到肚子上还有根"小尾巴"，就更不敢运动了。这根"小尾巴"可是很重要的，清除身体内多余的水分和代谢物都靠它了，它基本上替代了我的肾脏工作。这可是我的生命通道啊，万一运动的时候不小心把它弄坏了，我可怎么办？而且我现在生病了，我的身体可以承担多大的运动量呢？运动后会不会造成很多自己无法预料的后果呢？我抱着"安全第一"的心态，还是选择了静养。于是我每天不是在沙发上坐着看电视，就是在床上躺着睡觉，整个人昏昏沉沉，时常感觉疲倦无力。而且经常一个人在家里闷着，与朋友、亲戚接触得越来越少，整个人精神状态也越来越差……我感觉我像变了一个人，再也不是以前那个在足球场飞奔的少年了。心态也变了，不想出门，不想跟家人、同事交流。我的专职透析卫士发现了我的异常，及时与我沟通交流。透析卫士告诉我，这种消极的生活方式是不可取的，不能因为生病了，害怕发生各种各样的问题，就不运动。腹膜透析患者经过医生和护士的评估，规律进行腹膜透析，没有异常情况时是可以适当运动的，而且适量的运动不仅不会给身体造成负担，还能给身体带来不少益处。

　　后来，经过医生和透析卫士的评估，我的腹膜透析已经在规律进行，透析效果也不错，身体状况逐渐恢复，可以慢慢开始增加运动啦！

　　透析卫士跟我说："运动是慢性肾脏病常规治疗中不可缺少的一部分，对许多透析患者而言，贫血、营养不良、骨和关节病变、心血管疾病限制

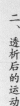

了运动时的耐受力，心理因素更使得患者对运动有所顾忌而不敢轻易尝试。其实，适当的运动可以改善患者的健康状况，增强患者信心和提高生活质量。"

运动可以延缓患者因年龄增长及平时不活动所造成的生理改变，如骨质流失、心脏及骨骼肌肉的老化、贫血及葡萄糖耐受性不良所演变成的糖尿病等。适当运动可降低这些危险因素的影响，达到延缓衰老的目的。其中，规律、持续的有氧运动是最佳的运动方式。有氧运动不但可以降低血中的三酰甘油，纠正高脂血症，还可以增加溶血活性，减少血栓的形成，从而降低心血管疾病的发生率。同时，新陈代谢的增加与流汗更有减肥及促进食欲的双重功效。值得一提的是，适当运动可以减轻透析患者的紧张与焦虑，消除生活压力和忧虑感，进而提高他们的自信心。

回想大学时期，我是个运动健将，足球、篮球、跑步都是我很擅长的运动。通过运动，我结交了很多志同道合的朋友，平时有什么不开心的事或者压力太大的时候，酣畅淋漓地打一场球，什么烦恼都一扫而光。医生说这是因为运动刺激大脑释放化学物质，使人们感到开心、轻松，进而增强自信心，而且运动可以增强肌肉，加强心肺功能，使得人在日常活动中不易疲劳，为身体添活力。不仅如此，像我这样的"三高"人群，运动能帮助我提升抗病能力，降血糖、血脂、胆固醇，降低心脑血管疾病发生率。适当的运动还有助于更好地睡眠。

运动时的注意事项

医生看出了我的小心思，告诫我，像我这样的透析患者在刚开始恢复运动时最好选择有氧运动、抗阻运动及柔韧性运动，如散步、快步走、打太极拳、爬楼梯、做保健体操、跳轻柔缓和的有氧舞蹈等。

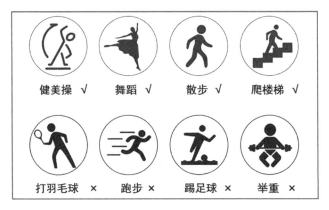

透析患者的运动项目选择

要特别注意的是，运动时不要逞强，建议从轻体力运动开始，慢慢增加时间、强度，循序渐进。比如，认为自己能走 100 m 时，就先走 50 m，坚持几天后再根据自己的身体状况逐步增加运动量。我认真听取了医生的建议，开始每天早晚在小区里散步。第一天散步，我没走几百米就感觉有点气短、腿脚无力了，在长椅上坐着休息一下，很快就缓解，又可以接着走，累了就再歇一会儿……第一天通过三次休息，我成功环绕小区一圈。回到家坐在沙发上休息，回想起散步时看到的花花草草、飞翔的小鸟、蹒跚学步的娃娃、跳着广场舞的大妈们，我感觉我的生活又回来了。慢慢地，一天、两天、三天……终于有一天，我能一口气绕完整个小区，走到小花园那还能跟着大妈们一起跳一段广场舞呢。经过一段时间的运动后，我明显感觉到体力在逐渐恢复，再也不会时不时感觉头晕、一动就心慌，运动能力明显提高了，日常活动能力也提高了不少，在家还能经常帮着家人做一些简单的家务活。家人看我状态不错，也不再阻拦我干一些力所能及的家务活。我积极参与家庭活动，不光我自己开心，家人也因为我状态恢复得不错而替我开心，家里也恢复了往日的欢声笑语，一扫之前被疾病笼罩的阴霾。运动也使我不再那么焦虑和抑郁，我又是以前那个爱笑、爱玩、爱运动的大男孩啦！

经过一段时间的运动，又到了去医院定期复查的日子，每次等待医生看化验结果的这段时间，我都像是等待老师报分数的学生，心里忐忑不安，生怕出了什么问题。开心的是，医生说这段时间我的透析效果很不错，血磷、血钾、尿素和肌酐水平都在比较理想的范围，血红蛋白也有了明显的上升，这些改变都与我这阶段的运动密不可分。运动有助于加速全身血流速度，使得溶质提前进入血液循环，有助于提高透析充分性，缓解高毒素水平，也有助于改善贫血。听了医生的话，我开心极啦！在候诊区，我遇到了做透析前一起住院的王大哥，他也说现在的我跟那会儿病恹恹的我相比简直判若两人，不认识我的人根本不知道原来我是个正在接受透析的肾脏病患者。

王大哥是多年的腹膜透析患者，透析经验丰富，为人也很热情，他传授了一些运动的经验，讲解了一些腹膜透析患者运动的注意事项：选择适宜的天气进行运动，气温过高或者过低，容易导致中暑或者感冒，在下雨和下雪等特殊天气运动容易发生跌倒等意外事件，这些情况下都不宜运动；一定要在自我感觉良好时运动，如果身体不适，如有发热、乏力、腹痛、腹膜透析导管异常等情况，一定要先联系透析卫士或医生，等症状缓解且经医生评估后再循序渐进地恢复运动；务必做到不在空腹时运动，否则容易发生低血糖，最好饭后两小时再进行运动；运动的时候最好有人陪伴，如果发生意外情况可以及时送医；运动时应该穿宽松、舒适、透气的衣服，穿防滑的运动鞋。王大哥的经验给了我很大的帮助，我按照透析卫士和王大哥传授的运动注意事项，重新安排了我的运动生活。慢慢地，我的状态更佳了，还加入了王大哥他们的腹膜透析患者运动圈子，大家隔三岔五就组织去徒步踏青，欣赏美景的同时，也锻炼了身体，收获了快乐，因此我更加坚定了要继续运动的决心。我不光要自己运动，还要带动身边的病友们一起运动，愿大家都能运动起来，对抗疾病，阳光生活。

运动前的自我评估及准备事项

运动对身体有很多益处，但盲目地进行运动也不可取。腹膜透析患者在准备开始运动康复前，要咨询专业医生，确定运动方式和强度，有些腹膜透析患者伴有心脑血管疾病、糖尿病，这些因素都应纳入运动规划之内。

经过了一段时间的运动，我总结了一些经验和教训。运动前，要对自身进行评估：坚持定期门诊随访，复查相关化验指标，贫血、透析状况不好、严重水肿、电解质紊乱、身体有明显的不适、血压及血糖过高或过低的时候避免运动。不能空着肚子运动，也不能刚吃饱饭就着急去运动。有一次家里做饭晚了，眼看着跟小伙伴约好见面遛弯的时间马上要到了，我顾不上吃饭，胡乱吃了两块饼干就匆匆出门，走了没多久就感到心慌、冒冷汗，眼前发黑，我意识到肯定是出现低血糖了。一摸口袋才发现，因为出门着急，平时拎的小包也没带。好在小伙伴带了几颗水果糖，我立马吃了颗糖，坐着休息十来分钟后得以缓解。我不敢继续运动，在原地等家里人来接我回了家。

腹膜透析患者在出去运动前，也要考虑用药情况。比如服用降压药的患者，服药后根据药物作用的时间，避免在药物作用的高峰出门活动，以免运动时血压下降过快，导致意外发生。糖尿病患者也应根据血糖和用药情况，在医生的评估下选择合适的运动时间及方式。

腹膜透析患者运动前应先做到以下几点。

（1）纠正贫血

贫血会使运动耐受力降低，心肌容易缺血，甚至发生心律失常。所以，血红蛋白应尽可能保持在 100 g/L 以上。半年前我碰到了肾友小花，她是个年轻的小姑娘，长得白白净净，说话也是轻声细语的，典型的苏州小姑娘。我还想约着她跟我们几个肾友周末一起去爬山赏花，她跟我说："我最近脸色特别苍白，做什么事都提不起精神，没什么力气，平时光坐着不动就感觉心跳得挺快，稍微动一动更是心慌无力得厉害。"后来经医生检查，确定她是严重的贫血，是肾脏疾病导致的。她怕疼，不按医生的要求定期注射促红细胞生成素，再加上身体状况差了以后，经期紊乱，长期月经量比较大，使得贫血更加严重。医生说，除了及时就诊妇科调节经期紊乱外，她还需要在原来一周一次补充促红细胞生成素的基础上增加补血药物的使用，再加上加强饮食营养，好好休息，慢慢就会恢复。近期，再见到小花，她的脸色明显好了很多，那个爱笑爱动的姑娘又回来了，我们还约着一起去爬山了呢！

（2）控制血压

如果平时血压控制不好，运动时血压会急剧上升，结果可能会引起心肌梗死或脑卒中。高血压患者在运动中不宜做的"高危动作"有以下几种。

① 憋气动作：高血压患者运动时，要防止做憋气动作，如举重、拔河、引体向上等运动时憋气。憋气时，血压升高，易导致突发心脑血管急症。

② 敏捷垂头弯腰动作：当人敏捷垂头弯腰的时候，很多血液会忽然流向脑部，造成脑部血压爆发式增高，假如脑血管弹性较差，可能会造成脑出血。

③ 下蹲起立动作：下蹲时会压迫腹部，使人不能进行充分的呼吸，导致血液中氧气含量减少。假如下蹲后起立的速度较快，会使脑部的供血忽然减少导致跌倒，甚至诱发脑梗死。

（3）将血钾维持在正常范围

血钾浓度常在运动时上升而运动后又急剧下降。血钾浓度波动较大常会导致心脏功能不稳定，从而发生心律失常。透析患者血钾浓度通常比普通人高，如果同时服用血管紧张素转换酶抑制剂、β受体阻滞剂等降压药，血钾浓度会更高。因此维持体内正常血钾浓度是必要的，体内过高的钾会增加对心肌的抑制作用，使人心跳越来越慢，严重时还会造成心跳骤停。血钾浓度过低则会减少对心肌的抑制作用，导致心跳加快，严重时也会导致室性心动过速（简称"室速"）甚至心室颤动（简称"室颤"），严重时甚至危及生命。

（4）充分超滤、减少体液过多

体内水分潴留可对心脏造成负担，也会引起高血压。上个月王阿姨告诉我，她最近没怎么关注每天的超滤量，偶尔测个血压，血压也有点高，近期感觉脚肿得厉害了，跟小姐妹去爬山回来发现脚趾头都磨破了皮，而且劳累过度后休息了几天也没有缓过来，血压反而越来越高，脚上的伤口也因为糖尿病而一直没有愈合，最终还是住院治疗了半个月才好转出院。经过这一次事件，王阿姨更深刻地意识到了该如何关注自己的身体状况。

（5）评估心脏功能

运动不当有潜在的危险性，可加重原有的心脏疾病，造成心脏肥大。而腹膜透析患者大部分都患有冠心病、高血压、心肌病等基础疾病，运动量过大可能引起心律失常甚至猝死。运动前患者一定要跟自己的腹膜透析专职医护人员进行沟通，待医护团队评价心肺功能并给予运动指导后再进行运动。

因此，腹膜透析患者只要经过适当的身体评估、充分的运动前准备，就不必因噎废食，仍然可以享受运动的乐趣。

运动方式的选择与组合

对于腹膜透析患者来说，不是所有的运动方式都适用，不当的运动方式百害而无一益。腹内压在坐位的时候最大，其次是站立位和卧位；术后5～15天，伤口拉伸强度显著增加。因此，医生建议患者在腹膜透析置管术后尽快行走，但是任何增加腹内压的活动须延迟2～6周后再进行，如举起超过5 kg的物品、仰卧起坐等；腹膜透析置管术后4～6周应避免游泳或经医疗团队许可后可进行。对于不显著升高腹内压的活动，如步行、远足或慢跑，不需要在运动前排空腹透液，除非"饱腹"产生不适感；对于举重、仰卧起坐、跳跃等显著增加腹内压的运动，则需在运动前排出腹透液。运动中也要注意妥善固定腹膜透析导管，避免牵拉导致腹壁受伤，甚至导管失功、脱出。

我查了一些资料，腹膜透析导管出口处感染和腹膜炎很少在腹膜透析患者游泳中发生，虽然防水敷料和结肠造口袋能否降低感染风险仍不确定，但是在洗澡或游泳前仍应常规进行出口和导管的保护。欧洲腹膜透析中心允许腹膜透析患者沐浴、游泳和蒸桑拿，游泳和蒸桑拿可以显著改善许多腹膜透析患者的生活质量，只要严格遵守出口护理原则，那么游泳也是安全的。

保持正常的活动，回归工作，对于患者及其家属的生活质量至关重要。患者在持续腹膜透析的同时，保持正确的活动姿势和控制身体重心是可行且安全的。例如，我们肾友群里不少年轻人都还在继续工作，有一些从事的是体力工作，在医生的建议及单位的协调下，改变了工作方式，转而从事文案类的工作或户外轻体力劳动。对于经常坐着工作的肾友，可在室内进行间歇性活动，如站立、抬起小腿、手臂环绕等。

即使是身体素质较差的人，进行一些有氧和抗阻运动也是可行的。任何日常体力活动的增加和久坐时间的减少都对腹膜透析患者有益处。患者应该从缓慢、低强度的运动开始，以了解基础身体水平，并尽量减少受伤的风险。有氧运动（如步行、舞蹈和室内骑行等）和抗阻运动（如划船机、坐式蹬腿和阻力带等）均应循序渐进。跟踪运动过程，以稳定增加锻炼的频率、强度和时间。根据世界卫生组织的建议，活动水平非常低的人应逐步努力实现每周 150～300 分钟中等强度的有氧锻炼，或每周 75～150 分钟高强度的有氧锻炼，或中等和高强度有氧运动的等效组合，和每周两次或以上肌肉强化活动。老年人应注重平衡及力量锻炼，以提高身体功能及减少跌倒风险。

虽然透析患者只要事前充分准备，就可以参加篮球、排球等球赛，国外甚至有透析患者从事健美、跑马拉松。但是最适合腹膜透析患者的运动是一些对身体肌肉、骨骼负荷较小的运动，我们不主张腹膜透析患者做太剧烈的运动。腹膜透析患者可以早晚到户外散步、打太极拳、做广播体操、慢跑。锻炼时应从轻体力运动开始，强度一般低于极限量的50%。例如，认为自己能走 200 m 的，就先走 100 m，以后再循序渐进地增加运动量。我给大家推荐几种常用的、比较合适的运动方式，供大家参考选择。

① 步行：每次步行 2～3 分钟，平均每分钟 60～80 步，休息 1～2 分钟，步行和休息交替进行，共步行 20～30 分钟，以不出现心悸、喘息和下肢无力为宜。然后视自身状况逐渐延长步行时间，缩短休息时间。

② 上下台阶训练：利用楼梯、台阶进行锻炼。开始时，可扶着楼梯把手或在他人搀扶下，上下一级台阶、两级台阶，并适当延长运动时间，增加台阶级数，由每次 5 分钟延长到 10 分钟，逐步过渡到可以独立完成上述运动。

③ 体操：向前弯腰、侧身运动、旋转运动、身体前屈，每一动作反复 5～10 次。

④ 步行机：步行速度为 1～2 km/h，每次 2～3 分钟。

⑤ 锻炼用自行车：骑行速度为 10～15 km/h，每次 2～3 分钟。

⑥ 各种健力器：每次 5～10 分钟。

持之以恒地运动是透析患者健身的最重要原则。运动可产生除饮食控制、药物治疗和透析之外的疗效，更能改善患者的生活方式，使患者更好地融入社会，值得提倡和推广。

终止运动的一些情况

腹膜透析患者在运动时，要密切关注自己的身体状况，运动前后要测脉搏、血压并且做好记录，做到循序渐进，逐步适应，注意自我感觉（如以下4点），如有不适，立即终止。

① 运动开始后，会有呼吸深度和频率的改变，但无交谈困难，恢复时间通常不超过5分钟。

② 如运动时呼吸急促、不能交谈，运动后出现无力或者明显关节疼痛或者僵硬，提示运动量可能过大。

③ 运动量适当的主观感觉：运动时微有出汗，稍感疲劳，有轻微的呼吸急促，但不影响交谈。

④ 一般运动停止6分钟后，每分钟脉搏次数应该低于110次，第二天清晨就可以恢复到平时水平或略有减慢。如果第二天还存在不能缓解的疲劳感，则说明运动强度稍大，要注意降低强度。

患者若进行户外运动，除了视自身情况，也要选择温度适宜的天气，避免在温度过高或过低的天气、雾霾或者大雨等恶劣天气下外出活动，以防发生意外。此外，外出活动时还应选择厚薄合适、舒适宽松的衣服和轻便透气的防滑鞋，老年人若腿脚不便，需要配备助行器、拐杖等器具以保障安全。

我觉得腹膜透析患者运动时最好有家人的陪伴和照顾；如果家人不能陪伴，可以告知家人自己到何处运动，做什么运动，大概需要多久时间回来，带好手机等电子设备，保证联系通畅。外出时随身准备好医疗救助卡、急救药品以及适量食物，一旦出现意外情况，路人也能及时进行救援。每次运动时，我都戴上运动手环，监测一下心率。透析卫士跟我说，运动强度控制在使心率达到预计最大心率（计算方式为 220－年龄）的 55%～70% 即可，通俗地讲，即"微微出汗"或"有点累"。千万不能运动过量，俗话说得好，凡事过犹不及。在运动中要留意自我感觉，一旦出现胸闷气喘、恶心呕吐、头晕、面色苍白，要立即停止运动，必要时及时去医院就诊。

透析后的社会生活

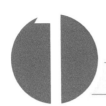

重返工作岗位

（1）我的职业和工作

进行腹膜透析的尿毒症患者可以回归正常生活，参与包括家务、工作、社交娱乐等在内的所有日常活动。但工作上要避免一些重体力劳动，避免增加身体的负担。

我是一名软件工程师，平时的主要工作基本靠电脑就可以完成，特殊时期也经历过一段时间居家办公，现代网络技术的发展给了我们行业更多的便利。除了有时遇到难以处理的困难节点，或者着急完成项目时需要加班，我平时的工作时间也很固定。可能是长期久坐、锻炼不多、工作后时有作息不规律、熬夜等不良习惯导致代谢的异常，进而增加了肾脏负担，加上饮食不规律，经常吃一些高盐、高油的快餐，高血压和高血脂发现和控制得不及时，我的病情很快进展到了尿毒症期。

在确诊尿毒症之前，我还以为是因为没有休息好，所以容易疲惫，吃东西也没有胃口。去医院检查才意识到，不知不觉间我的肾脏已不堪重负，"罢工"了。得知这个结果，我甚至来不及悲伤，就填鸭式地了解了疾病的一些知识，尤其是关于尿毒症期的后续治疗。在此期间，医护人员很贴心地及时解答了我的疑问，详细地向我解释各种治疗方案的机制和治疗后的效果及疾病后续发展等。我不是一个特别悲观的人，人生的长短不能由自己决定，但我们能够去选择生活的方式。得知消息的家人也没有陷入悲伤，而是给我勇气和支持去对抗疾病。但我对之后的生活产生了一些焦虑，在可能要持续数年的透析治疗过程中，我要如何去平衡家庭、工作和透析，这将成为我人生的一项考验。

了解到我对回归正常生活的渴望，结合我的实际情况，医生、我和家人共同决定了在肾移植的机会来临前，选择腹膜透析来代替我"力竭"的肾脏工作。腹膜透析可以更好地保护我的残余肾功能，只要有合适的场所和一些小装备就可以方便地完成透析治疗。更重要的是，我不需要反复来回医院耽搁大半天时间，可以更好地统筹安排自己的时间。

（2）透析适应期的居家工作

腹膜透析手术后，在透析卫士的指导下，我经过两周腹膜透析相关知识的系统学习，良好地完成考核并出院了。生病后再次回家，父母已经按要求整理好了一间腹膜透析小屋，里边准备好了腹膜透析相关的物品，有腹透液、碘伏帽、换液架、加热袋、电子秤、消毒用紫外线灯、洗手液等。从发现生病到治疗的期间，我很感谢他们的细心照料和陪伴，是他们给了我生活的信心。

回家后，在不感到劳累的情况下，我主动包揽了一些家务活，包括腹膜透析房间每日的打扫和消毒、做饭，也增加了一些有氧运动。每天我趁着买菜的机会散散步，研究一些清淡、少盐、少油的健康饮食，生病后的我更加关心我和家人的日常生活。

我之前的工作是软件工程师，一般不会有很多的重体力工作。在和一些肾友的交流过程中，我了解到他们中有教师、收银员、司机、公务员等各行各业的人员，只要做到规律透析、服药，按时复诊，日常衣食住行有所节制，大都可以坚守在自己的岗位上。

我刚做腹膜透析时，公司领导理解我的难处，主动让我在家休息一段时间，安心养病。随着病情逐渐平稳，公司的业务堆积，我向公司提出我可以居家完成一些之前没有完成的工作，那些工作我也比较熟悉。尽管公司领导和同事让我安心休息，但在我希望可以减轻他们近期工作压力的坚持下，做好和同事的交接，我开始居家办公。重新开

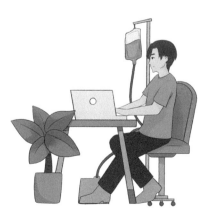

工作透析两不误

始工作的时候我有一种恍若隔世的感觉，当我熟练地在屏幕中敲下一行行代码，时间仿佛回到了还未生病的几个月前，我重新感受到自己的价值所在。每天上午和下午各花两三个小时工作，既能让我很好地休息放松，也能充实自己的生活，避免了自己在无聊时的胡思乱想，我觉得自己还是一个能够做出贡献的人。

（3）日常通勤的一天

在家休养了半年，居家工作了一年半，我感觉到我的身体情况有了明显的好转。经过几次规律的复查，腹膜透析门诊的医生和护士告诉我，我的病情恢复得很好，联合药物治疗，我的血压也能控制在 140/90 mmHg 左右，透析前恶心、胃口不好、夜间胸闷的情况都得到了改善，每天小便量 1 000 mL 左右，腹膜透析超滤量有 300～500 mL，体重没有明显的变化，肢体也没有明显的肿胀。我忐忑地询问医生是否可以返回岗位开始正常工作，得到了医生肯定的回答，医生也表示整天闷在家里不利于我心理和生理健康，父母和爱人也松了一口气。尽管我生病以来没有表现出很悲伤的情绪，但我知道和我一样内心受到冲击的家人心里也不好过，他们考虑到我的心情，也没有过多地表现出焦虑的心情。如果我一直沉浸在自己患上"不治之症"的情绪里，我对不起自己仍拥有的悠长时光，也辜负了我的朋友、家人的支持和陪伴。生活还是要继续，我没有办法改变已经发生的事情，只能积极调整当下和选择未来。

两年过去了，我的工作业务虽然没有落下，但是公司还是有了一些变化。我听说同事们的工作状态和业务水平都有了较大的提高，而我的职称和薪资还在原地踏步。我终于下定决心，我要回归工作岗位，我想有生之年在工作上有所成就。我迫切希望自己能融入公司的集体中，与同事们并肩战斗。同事们关心我的病情，也给予我安慰和帮助，增加了我对恢复工作的信心。公司还提供了一间干净的小隔间，提前将房间收拾干净，安置好紫外线消毒灯和挂腹透液的钩子，让我可以在公司完成腹膜透析治疗。我期待着我回归公司的第一天。

正式回归公司的那天，我早上起床洗漱好，开始做第一次腹膜透析。吃完早餐和药，确认好状态，我带上当天工作时间换液需要的两袋腹透液和小装备，心情愉快地开车去公司。

久违的打卡上班，我在向大家问好后，开始熟悉工作进度。上午我抽出五分钟将中午要使用的腹透液进行加热，并打开紫外线消毒灯对小隔间进行环境消毒。中午休息前，我先进行第二次腹膜透析，之后和同事去食堂吃饭，稍重口的菜用温水涮涮后也能愉快地用餐。下午四点左右，我做第三次腹膜透析，之后工作也顺利完成，长舒一口气安心回家。到家后我和家人一起准备晚餐，分享了一天的经历，好像和生病前也没有什么不一样。睡前总结一天的腹膜透析情况并做好记录（表1），安心地入睡，以后的日子也会顺顺利利。

表1　我的工作日计划时间安排表

时间	内容	备注
06:30—07:00	第一次透析	超滤：200 mL 血压：133/80 mmHg
07:00	洗漱，上班	
08:00	服药	
09:00	房间通风，准备加热腹透液	
10:00	房间紫外线灯消毒	
11:00—11:30	第二次透析	超滤：25 mL
13:00	午休	
15:30—16:00	第三次透析	超滤：115 mL
16:00	服药	
17:30	回家	
20:00—20:30	第四次透析	超滤：100 mL （总量：440 mL）
22:00	睡觉	

每天除了透析治疗的两个小时，我的工作基本不受什么影响。在渐渐熟悉透析治疗后，我的心情也逐渐放松，我能更好地去面对家人和朋友的关心，一点点地重新找回对多彩生活的追求。对于使用自动化腹膜透析（APD）机治疗的患者，透析治疗可以在晚上休息时进行，因而白天的工作和学习安排可以更加自由，不用局限在室内工作环境，也不需要随身携带很多的治疗用物。

在日常的工作中，不可避免地会出现一些插曲，比如要赶项目进度的时候，一般会出现要加班的情况。如果自己提前知道要加班，而且单位有相关物品，多准备一袋腹透液就能基本维持正常的透析次数和时间。但是如果事发突然，又不能因为自己耽误同事的进度，那就只能选择跳过傍晚那次（第三次透析）的治疗，把带去公司的第二袋腹透液用于第四次透析，第二天早一些时间开始补做一袋，补足透析剂量。有时白天工作实在繁忙，或者到了治疗时间手头确有紧急的工作，也会前后调整半小时或一小时进行透析。偶尔的几次透析剂量、时间的更改对整体的治疗影响不大，这也算是腹膜透析的一个便利之处。相较之下，血液透析安排的时间会更加固定，调整的空间更小。但是如果作息长期与治疗不匹配，还是要和医生或透析卫士商量如何更改透析方案，以达到适合的治疗效果，并定期复查各项功能指标，了解自己身体的状况。

（4）选择

像是很多工作都会出现的情况，我们软件工程师也有需要外出学习和出差的情况。在没生病的时候，一有机会我还是很乐意外出学习或出差的。有一次邻市有工作要开展，领导提了这件事，我之前了解过短期外出时继续腹膜透析的方法，便积极地向领导提出我可以去，但是却没有得到爽快回应。他说了解我的意愿，但是也要考虑到我的身体情况，这样的机会还是留给别人吧。我也理解这其实是为我考虑所做的决定，但还是会有些失落，因为疾病，我和领导、同事都会面临一样的选择题，好像将我这个不确定因素排除才是最妥当的选择。难道我以后只能继续我目前的工作吗？我一时有一些情绪低落。父母见我有心事的样子，也来问我发生了什么事情。我简单地和他们说了，他们劝我先把眼前的事情做好，公司也不一定是因为嫌我麻烦，而是真的在为我的身体情况考虑，不希望我劳累。再有合适的机会当然也要争取，可以让领导了解一些外出时治疗的方法，减少公司的顾虑，也要充实自己的知识，增强自己的能力，让领导看到自己并没有被疾病打倒，而是和以往一样地积极努力。

在接下来的时间里，我尽量保持积极的心态努力工作，我希望领导能看到并相信我的能力并没有被疾病所影响。通过和同样患病后重返岗位的肾友的交流，我知道了更多外出时透析的办法。有时与领导和同事聊起我的治疗时，我告诉他们我能外出工作，也能外出游玩，希望再有机会的时候，我能被放心地托付，顺利地完成外出学习或出差的任务。

（5）APD 治疗解放我的白天时间

经过一段时间的磨合，虽然我白天能抽出时间来妥善安排腹膜透析治疗，但是偶尔发生一些小插曲的时候，也会有不方便的地方。长期在公司"挪用"上班时间做治疗，就算同事当面不说，我还是担心他们会在背后议论。尤其是之前新冠疫情严重的时候，尽管我已经减少了住院频次，但去做必要的复查时，我还是担心往返路上会不会感染，药品物流受阻也常常会让我有些焦虑。我向医生、透析卫士提到自己的需求，想要把白天的时间空出来，进行夜间透析。使用 APD 治疗，医护端可以远程了解我的治疗情况，并对我的治疗方案进行调整，减少我往返医院的次数。

与普通腹膜透析相比，APD 有复杂的管路和机器，但是它减少了连接腹透液的次数，通过机器可以自动完成数次的腹透液加热、交换、引流、记录，并且通过互联网上传治疗数据，医护端可以直观了解每一个患者的治疗情况，及时发现问题和调整方案。我和 APD 机厂家工程师沟通后，选择了合适的机器，厂家安排了工程师来为我进行机器的安装、调试，细心地教授机器的使用方法和机器报警无法继续治疗时的处理方法。他们还提供 24 小时的服务热线，为后续机器的使用和维护保驾护航，这减轻了我心中的担忧。

使用 APD 机后，我每天只需要在晚上睡觉前开启机器，连接好腹透液和管路即可。夜间 8～10 小时的治疗时间完全不影响我的日常生活，早上起床治疗已经完成，我只需分离管路，查看数据，处理管路和液体，便可以正常开启新的一天。上班或者有事外出，我也不需要考虑腹膜透析换液的时间，可以"轻装上阵"，不用携带相关的腹膜透析小工具。下班后也不用急着回家换液了。

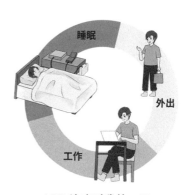

APD 治疗时我的一天

正常交际

（1）摘掉有色眼镜

回到工作岗位上，一切看似是很顺利的，但是事情不会总是如想象的那样。许久不上班，公司里除了之前相熟的同事，也增加了一些新来的同事，没有相处过后的了解，他们对于我这个久病居家的人回来工作好像带着些好奇，但是也不会像老同事一样因为我而去了解这个疾病。

我刚正常上班的时候，偶尔会看到两三个同事休息时聚在一起小声谈论，也会不时看到几个人偷偷关注的眼神。虽然我认为不必管他人的眼神，做好自己的工作，过好自己的人生才是最重要的，但是被别人当作谈资总会有些不高兴，也不利于后续正常的工作对接。在一次午休时间，正巧看到那几个不太相熟的同事聚在一起吃饭，我便走过去想和他们聊一聊，便自然地与他们打招呼并在他们的桌子旁坐下来。他们愣了一下，有些尴尬地和我打了招呼，其中一个仿佛椅子上突然长出了刺似的，站起来想端着饭碗离开。我微笑着拉住他，说："怎么了？午休还有一段时间，我觉得我们之间有些小问题需要沟通一下，方便坐下来谈谈吗？"碍于是同事的关系，他还是坐回了原位。

"之前我生病了只是在家工作，没有到单位来，还没有和你们认识一下。以后在工作上还有很多需要沟通协调的事，感觉我们之间有一些小问题需要说开啊。"我主动向他们表明我的来意。他们相互看了看眼色，小甲首先开口："沈工，我们也没有其他的想法，只是听说尿毒症是很严重的毛病，怎么没有在家多休息呢？"小乙也附和："是的啊，我们工作经常需要加班，偶尔还要出差，我看到你每天还要抽出时间去做治疗，是不是多少有些不方便呢？"我知道这是很多人对尿毒症患者的刻板印象，像刚发现患病时的我一样，仿佛得了尿毒症，就应该卧床在家，终日郁郁寡欢。"抛开你们知道了我生病，你们觉得我平时上班和普通人有什么区别吗？身体是我自己的，我自然不会在身体不允许的情况下贸然出来工作。正如你们知道的那样，尿毒症除了换肾以外没有什么根治的方法，日常就是靠透析维持正常代谢，我每天在做的就是其中一种叫腹膜透析的方式。"我继续说，"这个病是一种需要长期坚持治疗的慢性病，但是在规律治疗的前提下，也是可以正常生活和工作的呀。"

我的解释好像得到了他们的一点认同。小甲又问："那你每天做的那些大袋的液体有没有毒啊？"听到这个我也觉得有些好笑，我耐心地向他解释："那个是腹透液，是无菌的，通过它和我身上的一根植入的短管相连，帮助我将体内的代谢物交换出来，可以简单地理解为我通过这样的治疗解小便。这些换出来的液体其实也是无菌、干净的，排入卫生间就和平时上厕所是一样的，所以你们也不用担心这个有毒或者会传染。"

小乙插话道："这个病是不会传染其他疾病的吗？之前我看到新闻说有个地方做透析的尿毒症患者大规模地感染了肝炎。""这个疾病本身是不会通过空气、吃饭、接触等传染的，一般是肾脏出了问题导致的，像我开始时是肾小球肾炎和高血压没有控制好，发展到了这一步。你说的这个事情我也有所耳闻，他们做的是血液透析，在血液流进流出的过程中意外感染了传染病。而我做的是腹膜透析，除了刚才提到的腹透液，也不和其他人接触，是没有那样的风险的。如果你担心我的病会影响、传染别人，那你可以放心，不会有这样的问题。"小乙有些红了脸，我宽慰他："没事的，有疑问，解释清楚了就好。希望可以对我们这样生病但继续生活的人少一些成见就好了。"

在这之后的工作中，我和同事们沟通协作起来更加地顺畅，休息时和周末也多了几个可以邀约的朋友。

（2）家人和朋友的陪伴

家人的支持是我挺过疾病的后盾，也是我鼓起勇气的重要因素。在医院检查出生病时，我第一个想法是否认这个现实，但是症状和检查结果摆在眼前，我不得不去面对。平时柔弱的妻子在这件事面前倒是表现得很沉着，询问医生当下要做些什么，后续如何治疗，冷静地带着我去做更精细的检查。

在接受生病的现实后，我和妻子闲聊，提起那个时候的心理活动，她坦白说那个时候她也非常慌乱，但是顾虑到我的内心一定比她更无助，她只能硬撑着成为我能依靠的支柱。家人的意义不仅仅是共同分享快乐，更在于遇到困难时的扶持。住院期间，父母也赶来看望我，虽然伤心，但是他们也表现得很坚强，让我不要胡思乱想，听从医生的话安心治疗。他们的到来让我很愧疚，这么大的人了还需要父母劳心照顾，我更加不能过于消沉、逃避现实，积极地与疾病斗争才能尽早调整好身体。

大概因为发现疾病及时，开始透析后，我体内的毒素蓄积很快缓解了，人也恢复了精神。慢性疾病需要长时间的治疗，病情的反复常常会消磨一个人的意志，但是越是恐惧，这种心理对自己的身体和生活的负面影响越大。因而我一定要放平心态，那么多人很好地重新融入社会，那我也可以成为其中的一员。

居家透析治疗后，父母督促并陪伴着我培养良好的作息习惯，一起研究少油少盐、营养丰富的健康食物，每天坚持30分钟的散步等有氧活动。回到工作岗位，同事们对我的身体情况感到好奇，此时的我已经能积极地看待我的疾病，还能向他们普及一些肾脏病相关的知识，以我的亲身经历告诉他们规律作息、适度运动、健康饮食的重要性。

没有生病的时候，尽管工作忙碌，我偶尔也会与朋友们约着出门运动、玩游戏等。生病后，一开始因为需要定时透析治疗，再加上朋友们对我身体状况的担忧，我们有一段时间没有相聚。在我逐渐恢复体力，进行适度运动锻炼也不会有心慌、疲惫的感觉后，我主动联系他们聚会。适度的娱乐活动并不会对我的身体造成不好的后果，反倒是封闭孤立自己、不与人交流，才会使自己陷入患者角色，在沉默中对自己病情的恶化进展展开不自主的遐想，造成无谓的恐惧和焦虑。

（3）肾友会的帮助

生病之后，我便向公司请了假，同事和领导让我安心治病，也主动接手我手里剩余的工作。没有确定治疗方案前，我很担心后续病情平稳后还能不能继续工作，甚至一度想着是不是要辞职安心养病，毕竟我一直认为尿毒症是不治之症，要依赖透析生活。经过医院的治疗和对相关知识的了解，以及在和医生、护士的沟通交流中，我知道现在尿毒症的发病越来越年轻化，在这些人中，有很多人可以将生活、工作和透析治疗平衡好。

各地各医院的透析中心都有各种肾友会网络群，大家会在一起交流自己的饮食生活、病情变化，同样的命运让大家更能对彼此的情况感同身受。不同行业的人们分享自己的工作和遇到的麻烦，会有很多人出谋划策，不会让人局限在思维定式里。有时我们将遇到的一些身体上的小问题发在聊天群里咨询时，除了医生、护士看到了会解答，肾友及他们的家属也会很热心地出主意和分享自己的应对方法。治疗复查时，我们有时会因兴趣爱好相仿而结识朋友，扩展自己的交际圈。

医院还会定期组织线下肾友会，大家一起聚会交流，对于大家关心的肾脏病营养治疗、运动的问题等，透析卫士会分享如何定量计算自己所需要的营养及食物如何分配，有时也会一起制作一些适合肾脏病患者食用的菜品。肾友会上，大家还会及时传播一些肾脏健康的知识，分享自己对抗疾病的经历，帮助大家增强在漫长治疗过程中坚持下去的信心。让我印象最深的就是徐阿姨，做腹膜透析十五年了，她在介绍自己腹膜透析经验的时候，用朴实而简单的语言说道："要认真做好每一次透析，要听医生和护士的话，要对自己负责。我想活，多活几年。"徐阿姨得病的时候是四十多岁，而我还这么年轻，她说得如此简单但做起来确实很不容易，十五年如一日，每次腹膜透析都要认真对待，不能马虎，不能出错，我相信她能做到的我也能做到，她给了我无比的勇气和力量。我身边的肾友们同样都感受到了，我们将怀揣着对未来美好的憧憬坚强地走下去。

四

透析后的旅游

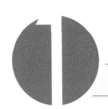

和家人的旅游

生活和工作都有条不紊地进行着，时至九月，凉爽的秋风驱散了夏日燥热，还带来了累累硕果，这样的天气正适合出门走走，感受大自然的气息。腹膜透析是居家治疗，这可不是说就要求足不出户了，适时来一次准备充分的旅行，有助于放松身心，舒缓疲惫，提高我们的生活质量。当然，如果近期病情有些小波动，或是天公不作美，还是谨慎考虑出游。有出游计划时，最好也和医生沟通，评估是否适合出游后再行动。

（1）周末小聚

很久没有出门了，趁着周末，我和妻子约了三两好友寻了郊区一处风光优美的地方烧烤露营。

早上起床，我结束了一晚上的 APD 机治疗，记录了超滤量为 500 mL，最近的体重和超滤都控制得很稳定，测量了血压为 140/88 mmHg，身体的状态感觉也很不错。和妻子吃完早餐，我吃了早上一顿的口服药，稍作休息便开始整理出门玩的物品。露营营地有很多东西可以买，我们只需要准备食物和饮料，还有一些娱乐设备。我们事先逛超市买好了肉和蔬菜，清洗过后用保温袋和冰袋储存好，避免温度过高引起食物变质。外出时的卫生安全也不能忽视，消毒湿巾和洗手液等也要准备。因为没有过夜的计划，晚饭后会回家，我可以不用考虑外出时的腹膜透析治疗。如果是进行手工腹膜透析治疗，一定要算好白天治疗的时间，带好足量的腹透液外出。

临近中午，我和好友会合出发，驱车前往目的地大约需要 40 分钟。得益于平时每天的散步和慢跑，我一路上没有感到不适和劳累。中午在露营营地附近的农家乐安排了午餐，我特意交代厨房准备菜品时少放油和盐。

另外，我在吃饭时还准备了一碗热水，将油和盐较多的食物涮一涮再吃也能很好地减少油和盐的摄入，当然更重要的还是把握摄入的总量。与好友相聚时边吃边聊很有可能就会无意识地摄入过多，所以我们吃饭时要留个心眼，避免暴饮暴食，身体短时间处理不来过重的负担就会引起不适。

吃过午饭，我和大家一起聊聊天，又小睡半个小时，为下午的活动养精蓄锐。下午我来到湖边营地，在湖边散步欣赏湖景，凉爽的风消除了工作的疲惫。周末出来放松游玩的人不少，得益于场地宽阔，这里也并不显得拥挤。游人中，有在岸边钓鱼的，小桶里并没有多少收获，围着的人群分享着哪边的鱼塘有人钓出很大的鱼；有席地而坐，几人围成圈晒太阳、打扑克的。不时从自来熟的"小孩联盟"中传来悦耳的嬉闹声，整个湖畔萦绕着年轻活力的氛围。

我们支起烧烤架准备下午加餐，烧烤调味重，我就不多吃了，但是可以"服务"朋友们。我品尝了几种烧烤的口味，开始投喂围着烤架的伙伴们，他们直夸我的烤肉水平高超。户外活动还是让我微微有些出汗，适量地补充水分很有必要，要少量多次饮水，不要等到自己觉得口渴了再去喝水。经过这几个月的腹膜透析治疗，我对自己的身体更了解了，平时就很注意饮食，能吃多少、喝多少，心里有数，在外出游玩时也能很好地节制，避免增加身体的负担。

随着太阳渐渐下山，气温也逐渐转凉，要及时穿上外套或者转为室内活动，避免着凉。与好友道别，回家的路上由妻子开车，我就偷个懒休息一会。到家洗漱好上床休息，一天的活动下来，腹膜透析导管出口处的敷料有些松动，我及时消毒更换，伴随着夜间的腹膜透析治疗入睡。

（2）小长假出行

国庆长假，难得和妻子两人都不需要加班，便计划着在苏州游玩几天。因为腹透液的需求量较大，随身携带二十多袋很不方便，并且高铁上不能携带大量的液体，我们便提前和医药公司联系，将腹透液送往已经定好住处的旅行目的地。现在的物流很方便，出发前一两天将一些不方便携带的东西提前寄往目的地，也能很好地减轻路途中的负担。但是，为防物流延迟影响治疗，我随身备了一些腹膜透析必不可少的物品，比如碘伏帽等。另外，药品等轻便、体积小的物品也是随身携带比较保险。除了常用的药物，长途外出游玩时最好也准备一些止泻药物、感冒药物，避免因饮食习惯不同或是饮食不洁等造成胃肠道不适。经过上午 3 小时的高铁行程，在等汽车前往居住酒店的间隙，我稍微走动走动，缓解一下长时间保持坐姿的劳累。等到了酒店，放下行李，我整理了提前送到的腹透液和加温包、紫外线消毒灯等物品，稍作休息后在酒店附近吃饭。不同于平时的饮食，江浙小镇的饭菜口味不会非常浓烈，荤素搭配的家常小菜很是适宜，要尽量控制肉类和富含钾的蔬菜、水果的摄入，避免高磷、高钾的发生，有的调味重的菜品经过温水去除汤汁也十分健康又不乏滋味。回到酒店已经是中午，不同于在家中依赖 APD 机治疗，在外旅行途中我需要换回手工透析治疗，所以计划出行时也要将腹膜透析治疗的时间考虑进去，酒店最好选在交通比较方便的地方。旅行前我和医生沟通了方案，现在的方案是 2 000 mL 1.5% 低钙乳酸盐腹透液，1 天 4 袋，每次留腹 4 小时，也可以根据自己的情况考虑做一袋留腹 8 小时的腹透液。如果有偶尔吃喝过度，体重增加较多的情况，也可以改做一两袋 2.5% 低钙乳酸盐腹透液。我旅行中的计划是白天留腹，减少在外游玩时的腹膜透析操作，每天傍晚（下午 5—6 点）开始腹膜透析，睡前进行一次换液，夜间定个闹钟换液一次，早晨醒来换液一次，基本保证自己的治疗需求。每次换液一定要做好记录（表 2），以便及时发现问题。

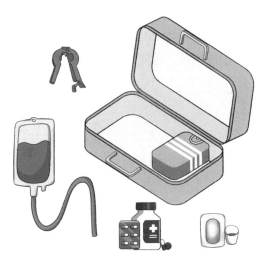

腹膜透析患者旅行必备用品

表2　腹膜透析记录　　　　　　　　　　　　单位：mL

日期	18:00		22:30		03:00		07:00		总超滤
10月1日	1.5%	50	1.5%	100	1.5%	80	11:00 放	100+120	450
10月2日	1.5%	20	2.5%	110	1.5%	300	留腹	80	510
10月3日	1.5%	60	2.5%	120	1.5%	320	留腹	100	600
10月4日	2.5%	160	1.5%	300	2.5%	130	留腹	220	810
10月5日	2.5%	50	1.5%	280	2.5%	150	2.5% 留腹	260	740

　　第一天乘车时间长，对环境不了解，我们并没有安排很多的项目。酒店环境比较整洁，避开空调吹风口，我先整理好腹膜透析的物品，再用消毒湿巾仔细擦过台面。如果带了紫外线灯，尽量还是定时对空气和物体表面消毒。现在还有一种腹膜透析清洁仓，是一种腹膜透析加温袋大小的透明盒，可满足患者在各种环境下较为安全地进行腹膜透析治疗。

　　简单休息后，我们便以酒店为中心去周边游玩。国庆假期各个地方的人都很多，如果碰上人挤人的高峰期，还是应该稍微避开人流，有时不出名的街巷更能感受到当地悠久的文化。坐车去往平江路，沿着石板路悠闲地散步，慢节奏的旅行才能更好地静心欣赏景色。河道中过往的游船也很吸引人，载着我感受了一番泛舟的乐趣。下船我们继续慢慢步行，沿途吃了一些可口的小吃，感觉自己很好地融入了这个初来乍到的城市。外出游玩时，我尽可能把每天的步数控制在了两万步以内。

　　夜晚的腹膜透析进行得很顺利，夜间只一次的治疗也减少了对睡眠的影响。可能因为活动量较前增多，早晨起床时血压比以往稍高一些，我赶忙服完药，继续睡一个回笼觉，复测血压下降到平时的水平，才开始接下来的行程。我们去了苏州博物馆，这座由贝聿铭先生设计的宏伟建筑坐落在周围的一群历史遗迹中也毫不突兀，苏式园林代表拙政园和太平天国忠王府等古建筑与之相邻而立。景区周围有很多传统老店，有着各种各样的美味佳肴，茶楼评弹小馆也提供了非常雅致的休息环境。秋季是非常适合登山赏枫叶的季节，苏州的山并不高，也不陡峭，十分适合我。苏州周边有许多古镇，去古镇走一走、看一看，也能平添很多乐趣。苏州还有很多的公园、寺庙等，是散心的好去处。

在外面吃饭，尽管会多加注意，但毕竟和自己在家准备食物有所区别。经过两三天的游玩，我的身体还是稍感疲惫，夜晚入睡前，我发现双腿有些沉重，有轻微的水肿，体重也重了一些，但还没有感受到明显的胸闷、气促等不适。出发前，医生说出现这样的情况可以酌情改用 2.5% 的腹透液增加水分的透出。经过一到两次透析的紧急补救，由于饮食、环境变化导致的水肿有了明显的改善。

游玩期间还发生了一个小插曲，我的腹膜透析导管发生了渗漏，可能是过多的活动增加了对导管接口处的摩擦或是其他的原因。那天，我像平常一样贴上了防水袋洗完澡，顺带给导管出口换了药，早上起来却发现腹膜透析保护腰带上有水迹。我仔细检查管道，发现短管处有渗水的迹象，便急忙打车前往附近有腹膜透析中心的医院处理，医院在更换短管后留取了我腹中剩余腹透液的常规标本，检查后发现没有问题，我一颗悬着的心才算放下。这也是腹膜透析患者在选择旅行目的地时，尽量要选择交通便利、有所需医疗条件的地方的必要性。任何时候都可能有意外发生，提前准备才能在事情发生时沉着应对。但也不能因噎废食，将自己困于一隅，时刻将自己当作一个病人"呵护"，毕竟腹膜透析治疗还是为了我们拥有更高质量的生活。

返程的前一天，我们按计划乘车前往毗邻的小镇，因为距离稍远，我们更换了居住的酒店。经过几天的消耗，腹透液只剩下一天的治疗量，能很方便地和行李一起带走。旅行中建议不要太频繁地更换住处，如有必要，在旅行的后半段更换会减少一些搬运行李的负担。最后一天踏上回程的时候，腹透液按计划用完，我将腹膜透析用品和买的一些地方特产一起打包寄回去，不增加行李的重量。

七天的假期预留了两天用来适应调整，回到家以后，我遵循医生的建议去腹膜透析中心复查。我很开心当初选择了腹膜透析，让我还能继续过平凡但不普通的生活。在腹膜透析中心复查了腹透液的情况，还化验了血常规和电解质，医生根据结果给我调整了用药。这一次的经历，让我对以后去见识、体验更多的陌生地区产生了极大的信心。

（3）长途旅行

我和妻子是在我开始腹膜透析治疗一年左右举办的婚礼，从相识到相

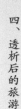

守，她一直给了我重新生活的勇气和信心。经过几次长途和短途的外出，我们决定补上一次蜜月旅行。春天正是万事皆宜的季节，我们计划了去海南的七天行程。因为不能中断透析治疗，事先更需要完善的准备和计划。在一些旅游网站上会有很多人分享的旅游路线，我先和妻子一起查阅了一些热门路线，找到其中想要去的地方，放进计划表里。腹透液等物品的准备之前也说过，事先联系药品公司，算好外出期间所需要的量，提前运送至下榻处就可以了。我们在到达海南之后决定在当地租车自驾旅行，方便行动。

这次我们参考的旅行路线大概是：海口→文昌→博鳌→万宁→三亚回程。首先找到一个便捷的旅游 APP，预先定好往返的机票，避免因为没有办法准时回程而导致腹膜透析治疗中断，然后再在时间段内安排其他的行程。这次是乘坐飞机出行，虽然没有明确要求不能在腹透液留腹的情况下坐飞机，但是为了避免高空飞行的不确定因素，比如因天气导致飞机延误等致使腹膜透析治疗延误，我还是建议空腹乘坐飞机。飞机上禁止携带酒精含量高的消毒用物，尤其是喷雾剂等，一定要提前邮寄或者到当地再购买。为了减少来回奔波，我还是选择夜间三次腹膜透析治疗，白天留腹。因为整个行程时间和游玩路线较长，我们选择了沿途的四处不同的酒店入住，将腹透液分别寄往第一家酒店和途中后段的一家酒店，避免每次更换酒店时需要搬动沉重的腹透液。尽量选择口碑好的新酒店入住，确保环境的舒适和洁净。

第一天到达海口已经是下午，住宿选在国贸商圈附近，距离海滩和几个景点，比如万绿园、世纪公园都很近。我们先去酒店放下行李，整理腹膜透析用品，做一次腹膜透析，再出门游玩。海口无疑是海南最有韵味的城市，斑驳的骑楼记录着海口近百年的历史变迁，可以品尝到街头巷尾的老爸茶和海南粉，仍保留着海口最鲜活的市井味。

第二天从海口驱车出发去文昌。早上我们先前往雷琼海口火山群世界地质公园看一万年前的火山地貌，然后前往冯小刚电影公社体验一回骑楼与民国怀旧风的穿越，最后在文昌品尝有名的文昌鸡。

第三天停留在文昌，这里拥有琼东第一峰——铜鼓岭，能登高俯瞰湛蓝的月亮湾。东郊椰林有着中国最大的椰子树群，可尽情实现"椰子自由"。

第四天从文昌到博鳌，沿博鳌亚洲论坛会址逛逛，可以看到万泉河入海口。这个以渔业著称的小镇，也是吃海鲜的好去处，可以早起去渔船挑选心仪的海鲜，让别人加工，但一定要注意饮食卫生，毕竟腹膜透析患者的肠胃会比较脆弱，发生腹泻、呕吐等情况也较一般人难处理。

第五天从博鳌到万宁，会经过山钦湾到日月湾这一段最美的滨海公路，在随便一个海湾处逗留都能让人感受到此处海的静谧。冲浪是这里一项特色的游玩项目，腹膜透析肾友们想体验的话要先评估自己的身体状况，并提前做好腹膜透析导管的防水保护。

第六天在万宁去三亚的路上，会经过南湾猴岛，岛上的猕猴着实惹人爱。南湾猴岛还有一个适合拍照的呆呆岛，值得在这里待上半天。到达三亚后就可以提前将租车还掉，避免回程当天遇到意外状况耽搁行程。三亚地处海南岛最南端，是足不出国欣赏热带海岛风光的不二选择。水清沙白的岛屿风光、郁郁葱葱的热带雨林、优质购物体验的离岛免税店是三亚的招牌。

第七天，我们简单地购物、游览后，收拾行李踏上归程。

旅游相关透析安排及装备

一般经过腹膜透析治疗待病情稳定后（通常治疗 3 个月后），可以适当外出旅游。毕竟腹膜透析治疗不可以间断，在准备外出旅游前应告知腹膜透析中心的医护人员，以便让他们给我们准备一些随身携带的救助卡片，并且帮忙检查准备的外出治疗用物有无缺漏，还可以向他们咨询外出旅游时做腹膜透析换液的注意事项。救助卡片的内容最好包括自己的相关病史、过敏史、正在服用的各种药物的用法及用量、腹膜透析方案等，有糖尿病者更要标注清楚自己的糖尿病情况，血糖过高或过低都极易危及生命。有条件时最好也提前询问自己旅游目的地附近的腹膜透析中心的地址和电话等，确保如若发生一些特殊情况（如腹膜透析导管污染、断裂或者发生并发症）时可以第一时间得到专业的帮助和治疗。

（1）腹透液

如果是当天来回的旅行，并且使用的是 APD 机，正常夜间治疗不影响白天的活动，这一步可以省略。如果是小长假或周末出游，比如两到三天的短途自驾游，一般也可以将外出所需的腹透液直接放在汽车后备厢携带，按一天四袋算，一般两箱也就够用了，最好再多备一两袋。如果使用公共交通出行的话，可以和腹膜透析中心的医护人员及腹透液生产配送厂商联系，提前将需要的腹透液寄送到旅行目的地，并和当地预订好的酒店或民宿联系好，尽量减少随身携带的透析物品。如果遇到行程突然变化或是返程受阻，可以到事先了解的当地医院的腹膜透析中心购买所需的物品。

（2）腹膜透析所需物品

蓝夹子、手提弹簧电子秤、碘伏帽、口罩、洗手液、恒温包等小物件放在小包随身携带，这些东西虽小，但对腹膜透析很重要，所以出发前一定要仔细检查。外出旅行时可能会有因劳累、出汗等需要洗澡的情况，还得备好腹膜透析洗澡防水贴、腹膜透析导管出口换药的伤口敷料、消毒棉签、生理盐水、固定胶布等。另外，消毒用紫外线灯可能因为灯管易碎而不方便携带，可准备一些消毒湿巾等，透析前将住处擦拭一下，尽可能保证环境的清洁卫生，避免一些外在因素的影响导致的感染。

（3）药物

要确保在旅游期间服用的药物是足够的，常用的药物包括铁剂、降磷药、降压药、降糖药、促红细胞生成素等。还要注意有些药物的保存条件，如促红细胞生成素、未开封的胰岛素需要低温保存。大瓶的药物若不方便携带，可以准备药品分装盒，按天按顿带好药物，也方便确认有没有漏服药。最好把每天要吃的药物写好，紧急情况就医时也方便当地不了解个人病情的医生治疗。如血压、血糖不稳定，最好携带便携式的血压计、血糖仪，方便自己监测，有不适时及时就近就医。有糖尿病需要注射胰岛素的患者，提前算好旅途中大概需要多少药物，检查在使用的胰岛素剩余剂量，及时更换或携带新的笔芯，避免在外购买药物不方便的情况发生。

（4）天气

不建议在极端天气外出游玩。在外出前，一定要提前查询当地的天气状况，避免因天气因素导致玩得不开心，还带来一些额外的健康风险。过热的天气会导致出汗增多，肾脏病患者对水分和电解质的调节功能受损，会比常人更容易发生水和电解质紊乱、虚脱等，如果大量饮水，也可能导致循环负荷过重，造成心力衰竭等危害生命的情况发生。天气过冷时循环变差，也会引起心脑血管疾病。

（5）交通

尽量选择交通便利的旅游目的地，也要考虑出行路上所需的时间。若选择汽车、火车等方式出行，乘坐时间以 3～4 小时为宜，长时间坐车保持一个姿势会引起不适，增加血栓的风险。另外，公共交通时间过长也会影响腹膜透析治疗的时间。搭乘飞机的话，要考虑飞行前后等待的时间，以 2 小时内为佳。计划游玩行程时，不要安排得太满，注意休息，并需要预留 3～4 次的腹膜透析换液时间，每次 30 分钟，中午也要留出吃饭和午休的时间。避免一些刺激性的极限运动，以舒缓的人文游览为主，感受自然，享受人生。

五

透析后的夫妻生活和生育问题

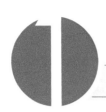

肾脏病及治疗药物与夫妻生活

　　今天我按预约的随访时间来到了腹膜透析中心接诊室，腹膜透析中心因疫情的常态化防控相关要求没有以往那样的"热闹"，我喜欢这样的就医环境。轮到专职医生接待我了。今天是王医生当班，他一边查看我的检查报告一边对我说："小沈，各项指标都还可以，最近自己感觉如何呀？""都蛮好的。"我想了想，决定鼓足勇气咨询一下夫妻生活方面的知识，平时接待我的顾护士是女生，我开不了口问相关问题。透析以后自己总觉得有些"力不从心"，也不知道是不是电视广告里说的"肾虚""阳虚"。我还经常听说"得了尿毒症，肾功能不好，'性'福生活无处讨"，也不知道是真是假。"王医生，你知道的，我结婚也有两年多了，老妈催着要抱孙子。可是自从生病以后，我总也提不起精神，夫妻生活不如以前了，是真有影响吗？""小沈，既然你问到这个问题，今天正好预约病人不多，我来和你详细说说。平时我们顾着接诊开药，在评估方面较少关注透析生活中有关夫妻生活的情况，对于你们年轻、文化层次较高的肾友来说还是期望能有性知识方面的宣传教育，夫妻生活状态也是衡量肾友们生活质量的重要因素，有夫妻生活需求恰恰说明身体状况及心理状态基本正常。"王医生继续说道："平日里也偶尔会有肾友问到是否可以有性生活，什么样的性生活频率适合，性生活会不会加重病情、引发并发症等。还说性生活可能会引起体力消耗，做了也不踏实。书店也没有针对性的书籍，网络上的内容觉得不靠谱，还是希望医院能有这方面的指导，对他们就有实在的帮助了。""是呀，每次来医院看到你们忙得团团转，没有那么多的时间听我们诉说。按老一辈人的说法，这种情况下夫妻最好是分房睡，我们也是很纠结。"

"小沈，透析期间夫妻生活次数的减少甚至消失不一定是性功能受到尿毒症疾病的损害，透析期间夫妻生活也不会加重疾病症状，夫妻生活减少大多数是性认知的缺失。因受教育程度、传统思想和宗教信仰的差异使腹膜透析肾友对夫妻生活的认知态度不同。年长的肾友认为夫妻生活可有可无，它只是年轻人所需拥有的生活。有的肾友与爱人都分房好几年了，他们认为夫妻生活的目的其实就是为了传宗接代，年纪大了就不需要了。有的肾友总觉得爱人虽然没有露出嫌弃的样子，但可以感觉到爱人的苦处，因而常会焦躁郁闷、失眠多梦，刚开始每个月还会保持一定次数的夫妻生活，可现在对那已经没兴致了。还有个别女性肾友担心怀孕而有意减少夫妻生活，担心夫妻生活导致意外怀孕而去做人流带来痛苦，所以还是控制夫妻生活，以免怀孕伤身体。她们的爱人也是备受煎熬，对方能体谅理解的话还好，有些就会直接影响到夫妻感情，影响生活质量。有的女性肾友甚至认为得这种病再有夫妻生活就是在'造孽'，她们看到爱人正在自慰，都觉得恶心、反胃，这些想法和对夫妻生活的态度都是不正确的。大多数腹膜透析肾友还是受传统文化思想的影响，对于性羞于启齿，忌讳谈及自身的夫妻生活问题，更别提能够主动咨询医生了。也有年轻肾友及其爱人会像你一样主动提出夫妻生活问题，我有时间就会向他们解释可以通过多种途径来增加夫妻生活情趣，从而提高双方性满足。我们腹膜透析中心也在将性评估作为定期全面健康评估的一部分，鼓励肾友大胆说出自己的心声。"

我听了王医生这番话，觉得茅塞顿开，正好趁这个机会再多了解一些有关夫妻生活的科学知识，于是说道："王医生，您向我普及一下肾友夫妻生活的那些知识吧。"王医生说：

"好的，我们先要在认知上纠正一些误区。肾功能与性功能是不能混为一谈的，夫妻生活的质量与肾功能好坏没有直接的关系。对于大部分肾友来说，肾脏病并不会影响到正常的性功能，正常频率和强度的夫妻生活也不会对肾脏病造成任何不利的影响，肾友完全可以拥有和谐的夫妻生活。一般来说，男性的性行为会有两个生理过程，也就是血管充血阶段和肌肉强直阶段。这两个名称有些专业化，我解释一下。血管充血即局部血管内血液急剧增加，是性行为的最初反应。肌肉强直即局部肌肉的紧张度增加，是性行为随继的反应。男性和女性的性行为整个过程都分为四个期，即兴奋期、维持期、高潮期和消退期。

"目前对男性性行为过程中勃起功能障碍提及并研究得比较多，它是人体内某一系统或多个系统综合变化的结果，如神经、血管、激素、心理等变化。临床上一般分为四个类型，即Ⅰ型阳痿、Ⅱ型阳痿、射精无力和早泄。长期维持性透析的男性肾友如出现勃起功能障碍，多为Ⅱ型阳痿。Ⅱ型阳痿是指阴茎勃起的硬度有 1/4 的情况不足以插入女性阴道内。而女性性行为过程中的功能障碍提及并研究得不多。

"女性性功能障碍的发生通常会与特殊的生殖系统结构、有经阴道分娩过后的阴道和会阴损伤及盆底肌肉功能失调等有关。长期维持性透析的女性肾友在透析前都兼有家庭和社会中的双重角色，患病后因为居家透析治疗的频繁换液操作和日常生活范围的相对局限，她们的生活节奏发生改变，那么自然就会出现倍感忧心和不安的现象，再加上女性本身具有的身心敏感特点，往往导致她们主观上对夫妻生活的愿望就会减少甚至消退。

"上次有一位住院复查的肾友，是一个刚结婚不久的年轻姑娘。在评估健康状态、聊及夫妻感情的时候，她说以前特别喜欢爱人从背后抱着她的感觉，也不知怎么回事，透析后无论爱人做什么，都很难唤起她对夫妻生活的渴望。我开导她要努力克服一些负面的影响，不要有太多顾虑，夫妻生活是夫妻两个人的事情，夫妻生活的和谐需要两个人共同努力去实现，遇到问题时可以尝试通过互相沟通去解决。

"在整个夫妻生活过程中还会有很多女性达到高潮所需要的时间相对于男性射精的时间长一些，并且对当时的环境、气氛、心情有更多的依赖性，导致会误用'性和谐障碍'来定义这样的夫妻生活。要认识到夫妻生活是双方的问题，应增加对女方的认识，减轻男性的压力，促进夫妻双方的配合。我这样讲不知道你是否能听懂？"

我回答道："我能听懂的，以前还真不知道夫妻生活还有那么多学问呢！"

我继续问道："王医生，我自从腹膜透析治疗以来，总感觉浑身没有以前那样有力气，有时头脑里根本就没有过夫妻生活的想法，有时即使有那么一点点想，等过去亲热时那股劲儿又突然退下来了，这是什么原因啊？"王医生回答说：

"小沈，肾脏病确实会使得整个生殖系统方面受到一些影响，因为肾脏具有内分泌功能，常常会分泌一些激素类的物质，用来维持机体正常的活动。如果肾脏损伤生病了，这种功能也会或多或少受到一定的影响。等到选择肾脏替代治疗进入透析期后，随着部分受损肾功能逐渐被替代和趋于稳定，性功能方面也会有一定程度的改善，肾移植过后的改善会更明显。但随着透析时间的延长，由于腹膜透析治疗无法完全纠正体内毒素蓄积引起的代谢紊乱，尤其是一些小分子毒素如尿素氮、肌酐等会导致性腺受损，运动和感觉神经的传导速度也会明显降低，从而使透析肾友的性功能会受到不同程度的影响。男性肾友主要表现为性欲望明显下降，获得和持久勃起的自信程度下降，精子相对减少或精子缺乏，阴茎部位的肌群反射减弱甚至缺失等男性性功能缺陷；女性肾友除了同样会表现为性欲望减退外，还会有性交疼痛、性高潮缺失、阴道黏膜萎缩或干涩，以及月经紊乱、月经过多、闭经或是不孕等现象。

"对于你说的浑身没有什么力气，需要排除有无贫血、营养不良等情况，因为肾性贫血也会参与男性勃起功能障碍的病理学变化。如果排除贫血，营养状态良好，就可能与你把注意力都集中在腹膜透析治疗这件事情上有关。居家透析毕竟不像血液透析那样只要躺在床上就不用操心，刚开始居家透析时你的身体状况和心理状态都还没有完全适应。有相当一部分肾友因身体内水分过多、血管硬化等原因存在心脏功能不全，这样容易诱发心力衰竭等心血管疾病，即使体力允许，我们也会建议他减少甚至禁止夫妻生活。我们在他们心脏功能不稳定期间也会进行电话随访，加强这方面知识的教育。那样的情况就属于'有心无力'了。肾脏疾病的病程长，到了透析阶段，数十年的人生都会与透析相伴，其对性功能的影响与身体状况及有无严重并发症出现直接相关。如果伴有急性病情变化，从治疗角度来看，除了接受药物治疗外，良好的休息也是重要的基础治疗措施之一，因此不宜进行夫妻生活。部分肾友如果同时存在多种疾病，也会增加他们的性功能障碍程度。"

我对治疗药物是否会影响夫妻生活也心存疑惑，便问道："王医生，我们在腹膜透析期间，每天需要固定服用一定的药物进行辅助治疗，这些药物会干扰性功能吗？"王医生接着说：

"除了肾脏病本身的影响外，部分口服药也会对性功能产生一定的不良影响，尤其是一些激素、免疫抑制剂等的使用还会对精神状态产生一定的影响。不同程度的肾脏疾病在治疗上会有很大的不同，用药的剂量和种类也都不同。

"先来说说最常见的，为血压控制'保驾护航'的抗高血压药物。长期服用抗高血压药物导致性功能障碍的情况极为常见。各类抗高血压药物影响性功能的情况或者机制都不同。其中 β 受体阻滞剂，如美托洛尔、阿罗洛尔、比索洛尔、普萘洛尔等在降低血压的同时，直接作用于生殖器肌群和降低血液里雄性激素——睾酮的浓度，会影响男性的正常勃起以及导致出现早泄，会引起女性明显的性欲减退和性高潮丧失等。

"一些利尿剂如双氢克尿噻、安体舒通、呋塞米（速尿）等，长期服用时具有抗雄激素作用，通过抑制雄性激素——睾酮的生物合成，或者增加其在肝脏中的清除率，使睾酮在血液中的浓度降低，这同样会引起男性勃起功能障碍。

"降压效果较好的钙通道阻滞剂，如硝苯地平、拜新同等引起性功能障碍比较少见，其机制可能与阻断血液中的钙离子进入组织细胞从而减少细胞内的钙离子浓度有关。

"常用的长效类降压药物如依那普利、培托普利等在舒张血管达到降压目的的同时，也减少了因生殖器官的血液供应导致性功能障碍的情况出现，但有研究报道此药对性功能的影响较小。

"沙坦类的降压药物，较为熟知的厄贝沙坦、奥美沙坦、缬沙坦等对性功能基本无不良影响，该类药物对血液中睾酮水平没有影响，可能还会使其浓度轻度增高，所以有研究报道，此类药物可以改善性功能。像酚妥拉明这类降压药，透析肾友不常用，其引起性功能障碍的可能性更小。在服药过程中如出现明显的性功能障碍，可考虑改用其他抗高血压药物，选用对性功能影响较小的或可改善性功能的药物。一般在没有禁忌证及明显不良反应的情况下，男性肾友可选用沙坦类和普利类药物。

"其实高血压疾病本身也会对性功能有一定的影响。高血压引起性功能障碍的发生是多种因素作用的结果，但是目前医学上的研究还没有证实哪一种起主要作用。有些肾友盲目认为夫妻生活一定会给血压的平稳控制造成不良影响，从而对夫妻生活产生厌烦甚至恐惧心理，这也是导致夫妻生活不和谐以致发生性功能障碍的重要原因之一。通过合理联合使用抗高血压药物以及配合使用一定的行为干预等综合方法，可以帮助大多数伴高血压的肾友摆脱性功能障碍的困扰。

"还有一些肾友因原发病的不同或其他原因，会使用一些口服类的激素药、免疫抑制剂如泼尼松、甲泼尼龙、环磷酰胺等，这类药物不良反应会相对多一些。糖皮质激素可引起血压升高、类固醇性糖尿病、肥胖等，尤其是大剂量服用的时候，会干扰男性对性生活的欲望和女性的正常月经周期。免疫抑制剂存在明显抑制性腺的不良反应，从而影响性生活。此外，服用糖皮质激素和免疫抑制剂在很大程度上还会降低人体的免疫力，容易继发泌尿系统感染等。

"另外，受到慢性疾病的影响，肾友在接受长期透析治疗的过程中难免会出现一定的心理问题，这在现代社会已不鲜见。很多肾友在看诊后普遍存在不同程度的心理抑郁和精神分裂，我们与肾友沟通时会说是'精神感冒'。在干预治疗上，多数医生会通过请心理精神科会诊开一些抗抑郁症或抗精神病药物来缓解症状。服用抗抑郁症、抗精神分裂症药物以及一些情绪稳定剂均会不同程度削弱肾友的性功能，引起性欲减退、高潮障碍、勃起障碍等，从而严重影响肾友的夫妻生活质量，故在这些药物的维持性治疗中，性功能障碍是一个重要问题，有些年轻肾友因此降低他们坚持服用这些药物的依从性。

"在常用的药物中，米氮平的耐受性较好，而且该药物对性功能影响较小，其他如安非他酮、阿立哌唑、喹硫平、奥氮平也被证明对性功能的影响较小，这与它们会间接促进多巴胺和去甲肾上腺素的释放有关。而氟哌啶醇、帕潘立酮等会引起多巴胺释放阻滞以及会引起血液中催乳素浓度升高的药物被认为与勃起功能障碍显著相关。

"其实这些药物虽然能引起性功能障碍，但是服用一定的时间后，能通过缓解抑郁、精神症状来改善性功能障碍，如抗精神病药物通过缓解精神分裂症的情感淡漠而改善性欲减退，抗抑郁症药物通过缓解抑郁症的抑郁心境而改善勃起功能障碍。鉴于以上服用药物会出现的种种性功能障碍的情况，我们腹膜透析中心认为有必要对腹膜透析肾友在透析治疗前以及治疗中的性功能进行评估，便于及时调整药物。

"对于抗抑郁、抗精神病药物引起的性功能障碍，通常处理的方法有：药物假日法，就是在长期服用过程中临时中断服用48小时，可以改善性欲和性乐高潮功能障碍；更换药物法，那些对性生活质量有较高要求的肾友，在性功能方面不良反应较少的药物或许可作为其首选用药，如抗精神病药物可换用洛沙平，抗抑郁药物可换用米氮平，抗躁狂药物可换用丙戊酸钠，抗焦虑药物可换用丁螺环酮；减药或停药法，这种方法尽管能缓解性功能障碍，但会增加复发率，一般慎重选用，对停药的种类有严格的限制。而且这种方法往往会导致抑郁症状的加重以及戒断反应，是一种高风险的用药策略。以上调节用药的方法大多数来自临床一些病例经验，还是需要有更多的临床研究证据来证实这些用药策略的科学性和安全性。男性肾友若出现性欲减退、勃起功能障碍、射精延迟和早泄等问题，还可以在男性病专科医生指导下选择对应药物进行解决。

"有些透析肾友需要控制血脂异常，因而在服用一些降血脂药物，如常见的他汀类、鱼油类等，此类药物引起性功能障碍的报道也逐渐增多，男性主要会表现为阳痿，但是大多数在停药后可自行恢复，可能也是与睾酮水平降低有关。

"部分透析肾友始终伴有不同程度的消化道症状，需要长期服用西咪替丁、雷尼替丁等药物。近期有越来越多的病例报道这类药物也会引起不同程度的性功能障碍，男性可以出现勃起功能障碍、性欲消失等现象。大多数在停用后也能恢复性功能状态。

"小沈，药店里会有各种壮阳药，不能随意自己买了使用，这些药物初期可以有一定的促进性，但过度或长期使用反而可使性欲减退，甚至阳痿，这与后期抑制大脑垂体分泌促性腺激素有关。"

"王医生，我今天真是收获不少，这些知识原来根本不知道，也不会注意到日常服用的这些药物能引起身体内各种各样的变化。"

"总之，不管发生什么情况，都要及时联系我们腹膜透析中心的专职医生和护士，科学解决问题是硬道理。当然，除了我与你讲的肾脏疾病和相关药物外，还有一些因素也会对夫妻生活产生影响，我再来与你讲讲。"

此时此刻的我就像是一块干瘪的海绵，不停地吸收"营养水分"。听到王医生又说道：

"小沈，这个夫妻生活问题还真不简单，值得一提的是，性反应作为一种特定的心身过程，会受到生理、心理和社会因素的多重影响制约，除了前面说到的两大因素外，可能的影响因素还有年龄、生活方式、心理、社会、体力、经济压力等。有时候我们把源于体力和环境因素的影响称为'有心无力'，把因害怕夫妻生活对肾脏的压迫或震荡而主动减少或克制夫妻生活次数的情况称为'有力无心'。在现实生活中，这些因素相互影响作用，很难单独区分开来。相同的因素发生在不同的肾友身上产生的影响也不尽相同。

"年龄作为人口学特征对男性性功能障碍的影响作用较大，一般男性的勃起功能评分随着年龄的增长而逐渐下降属于正常现象。透析肾友的性功能同样会受到年龄的影响，在 ≥ 50 岁的男性透析肾友中，年龄对勃起功能的影响作用较明显。女性透析肾友更年期后性功能障碍发生率高于更年期前，这也与年龄增长、身体机能衰退、体内性激素水平下降有关。

"不良生活方式作为慢性病的高危因素众所周知。想要和谐的夫妻生活，对男性肾友来说，健康的生活方式非常重要。有研究报道，吸烟、饮酒、熬夜等与男性勃起功能障碍都有一定的关系。吸烟对于男性的性功能危害尤其明显。

"心理因素中抑郁情绪对性功能影响很大，有研究对有阳痿症状的男性的心理状态进行分析，结果显示，普通阳痿症男性仅有轻至中度的抑郁，而有阳痿症状的尿毒症男性的抑郁程度要高得多。抑郁情绪还常常伴随焦虑、强迫症状，而焦虑、强迫症状在医学上均已被证明与性功能减退以及性生活满意度降低有直接关系。抑郁情况的存在会对肾友的性激素水平分泌产生影响，性腺体会随其抑郁程度的加重而受到抑制，导致激素水平的异常，从而引起男性勃起功能障碍的发生。部分腹膜透析肾友由于腹腔内液体的存在及担心夫妻生活会引起腹部导管移位，促使他们性欲减低，尤其男性肾友因疾病丢失工作等遭遇，往往会加重其忧伤程度，这种忧伤型抑郁反过来又产生性欲缺乏乃至性厌恶。相关研究显示，机体处于透析不充分状态可以导致更高水平的焦虑和抑郁，从而加重性功能障碍程度。

"社会因素也不容忽视，透析肾友因无法积极调适自我状态改变及身体机能下降所带来的负面影响，处世态度消极，尤其是男性肾友。有调查发现，因家庭角色的变化，肾友视妻子为生活上的帮助者和照顾者，妻子性伴侣的角色被照料丈夫的'母亲'角色所替代。随着时间的推移，妻子也以消极的态度看待丈夫的性功能障碍，对他们的性期望值降低。有少量关于透析男性肾友在家庭的角色与性功能障碍的相互影响关系的研究结果显示，性功能正常的透析男性肾友在家庭起支配作用，并能够维持家庭生活；相反，存在性功能障碍的肾友多处于被支配地位，常常担心自己无法满足配偶的性需求，因而性活动的主动性下降，不敢主动表达自己的性愿望，使得多数配偶面临着孤独、隔离和角色超负荷的境况。由于女性更容易将夫妻生活与夫妻情感联系起来，这进一步阻碍了男性肾友表达性愿望的积极性。再来看看女性肾友，她们在透析前兼有家庭和社会生活的双重角色，透析治疗的困扰使其生活秩序改变、生活节奏紊乱，故倍感忧心和不安，从而在主观上对性生活的愿望会减少甚至消失。"

夫妻生活有讲究

　　夫妻生活克制的情况在肾友中普遍存在，对于夫妻生活的事，大家平时都会在网上了解一些方法和技巧，今天趁这个机会还是要当面问问专家。"王医生，我们腹膜透析肾友平日里的夫妻生活有哪些注意事项？有哪些科学方法或途径来促进夫妻生活和谐呢？"

　　王医生拿起水杯喝了口水，与我讲道：

　　"人们常说的知信行理论认为，知识和态度是改变行为的关键要素。具备健康相关的知识和信息是建立正确的信念、养成健康行为的基础。认知教育的基础是要先卸下肾友的心理包袱，向其介绍正确的性健康知识。当夫妻生活走出为了'传宗接代'的局限，成为人们现实生活中不可或缺的一部分时，幸福、美满、和谐的夫妻生活就自然成为人们共同的追求，腹膜透析肾友们也不例外。

　　"夫妻生活是一种感知和行为体验，具有抽象、主观的特点。腹膜透析肾友虽然会有不同程度的性生活自信度、性欲望和性交满意度的下降，但是依然可以通过接受适当的性认知教育来促进夫妻生活满意，如了解一般生理解剖知识及性解剖特点、熟知彼此性激欲区等，理解性对生命质量的重要性、引起性障碍的可能因素等相关知识，消除对性行为的无知。在性爱过程中，夫妻双方需要分享交流性愉悦的感知，了解彼此性反应的特点，共同营造和谐的夫妻生活。和谐的夫妻生活是调节和维护机体正常神经、内分泌功能的重要因素之一，对维持肾友的身心健康也非常必要。有研究表明，夫妻生活质量的下降很容易导致肾友和配偶双方生理与心理的不良变化。

　　"在性认知教育方面值得重视的是配偶协同教育，这要求夫妻双方共同接受性健康的相关教育项目，包括沟通技巧和问题解决技巧。要克服把夫妻生活看作是一种有损健康甚至淫秽举止的观念，帮助配偶间建立开放信任的亲密关系。

"在夫妻生活中，双方的心理状态是很重要的。对夫妻生活需求的积极表达有助于提高双方的生活质量，同时还能维护肾友的自信和尊严。小沈，男人要有足够的自信心，再学习一些夫妻生活技巧，主动营造适合夫妻生活的环境和气氛。如果是女性肾友，要认识到女性在夫妻生活中不仅仅是被动地接受，也需要积极主动。除了恰当的配合外，要对男方多鼓励，在夫妻生活和谐方面一并担负起责任。女性肾友可以找腹膜透析中心的透析卫士聊聊自己对夫妻生活的感受，通过消除顾虑、畅谈内心感受，听取医护人员的建议和指导等方式逐渐对自身心理进行调整。

"一些医学数据已证明，健康的生活方式，如戒烟、有氧锻炼、减轻体重、规律作息、良好睡眠、合理膳食以及规律的性生活等，能够显著改善男性性功能。"

我听了王医生的讲解，受益良多，趁着这个大好机会，顺水推舟继续咨询："那照您这样说，腹膜透析肾友平日的夫妻生活需要注意些什么呢？"王医生说：

"夫妻生活是婚姻生活的重要组成部分。肾友中，高文化层次者一般性满意要求较高，然而透析后自我形象改变或月经不规律等都会使其对夫妻生活存在负性感知，导致夫妻生活减少，久而久之，会影响夫妻感情。肾友们要放下包袱，调整好心态，正确表达自己的想法，积极采取其他情感表达方式来努力克服负性感知。如遇夫妻生活不理想时，作为配偶千万不能责怪和埋怨，应该多给予宽慰，这有利于增进夫妻感情，从而使双方逐渐拥有美满的夫妻生活。

"女性肾友因雌激素水平持续低下，性腺轴失调致催乳素分泌过多，会引发闭经和性欲减退，大部分表现为性平静感，进行夫妻生活时常常会紧张、感知疼痛等。建议在夫妻生活过程中使用适量的润滑剂预防阴道干燥，缓解阴道痉挛和性交疼痛，以获得满意的性爱生活。

"不能否认腹腔内大量的液体以及腹膜透析导管的存在一定程度上会妨碍夫妻生活的整个过程，建议肾友可以把夫妻生活安排在出液后空腹状态下进行，同时把腹膜透析导管放置在长宽合适的棉布袋子内固定，避免其移位。在进行夫妻生活时注意动作轻柔，避免牵扯、挤压腹膜透析导管和腹腔。每次夫妻生活前后都要注意会阴部的清洁卫生，避免泌尿系统的感染。

"肾友们还应该注意自我形象的调整，重塑自己在配偶心目中的魅力，性自信自然也就增加了，积极的性形象可以维持较高程度的性欲水平。近期较为热门的正念减压疗法对改善自我形象、提高夫妻生活质量有很大帮助。我来大致给你介绍一下它的方法，具体要自己去尝试，体会它带给你的感受。

"正念减压疗法属于压力管理疗法，以正念冥想训练为媒介，以减轻身体压力为目的，目前国外在情绪管理、压力缓解及疾病临床治疗方面均有成功应用。正念减压疗法可以依据手机上视频资料在家独立完成，共有四种方法。身体扫描方法，是指放松平卧并闭眼，随着舒缓的音乐将注意力缓慢地集中，从脚至上身再到头部，仔细感受身体各个部位，若有疼痛则告诉自己疼痛会随呼吸离开身体。正念呼吸方法，是指在安静的环境下闭眼取舒适坐位，感受自己呼吸的气流。注意在最开始正念呼吸时思维易游移，属正常现象，对出现的愉悦思维或杂念、负面的情绪等均不作干预，也不作任何主观的评价，主要将注意力放在感受腹部的起伏或鼻端的气流上。正念冥想方法，是指在安静的环境中，客观接收出现在脑海中的种种思维冲动，不作任何主观的评价，若觉察到负面情绪，可做出合适的反应。正念瑜伽，是一种意识状态，全意识地、故意地关注当前的体验，而不是被过去或未来的忧虑所干扰。瑜伽是一种练习身体姿势，深呼吸和冥想的传统健身方法。正念瑜伽的练习时间为每日 20～30 分钟。正念减压疗法是一种专业的自我控制训练，在练习过程中通过不断地自我控制与监督，提高自身对自我情绪的控制力，让身体进入一种放松的状态。这种放松状态产生的认知重构能够增加个体的自我控制感，控制感的提高实际上就是自我效能感的提高，处在放松状态下的身体对应激反应和情绪体验的容忍性增加了，从而改善了自己的情绪状态，改善了焦虑、抑郁情绪。熟悉练习方法后还可以制订适合自己的个性化的正念减压方案，来有效提高训练效果，从而提高夫妻生活质量。

"任何西药、中药或者外用药的使用都要慎重，部分药物的确对改善勃起障碍的效果较好，但是一般情况下不建议使用药物辅助，如果必须要用，也要在肾内科或男性病科医生的指导下选择性使用。"

"王医生，肾友中有人提到针灸、推拿的方法，可以去尝试吗？"我继续问道。王医生听了，回答说：

"中医疗法的效果我不能确定，因为我对中医没有太多的研究，但是有一点要注意，腹膜透析肾友都有管路潜行在腹腔内，需要考虑推拿会不会影响导管末端的正常位置。如果有影响，那麻烦就大了，会直接影响腹透液的进出速度，严重时还要手术复位呢。

"来自配偶和家庭的精神支持往往是肾友建立自信的动力。由于当今家庭的小规模化，配偶通常是肾友最亲密的人，也是肾友最重要的心理依赖。在日常生活中，配偶应经常询问其身体舒适度，使其感受到爱人的宽慰、含蓄和体贴，减轻肾友的负性情绪。

"如果是男性肾友，那作为配偶的女方更需要配合、鼓励（鼓励可能是更必要的）男方，积累属于自己的夫妻生活经验，这样才能实现和谐的夫妻生活。

"正确面对现实，哪怕是健康人也不可能每次夫妻生活都会十全十美，要学会接受不完美甚至是失败，这样才会有动力去创造更完美的夫妻生活。配偶要鼓励肾友放下包袱，及时诉说自身存在的性功能障碍问题，这样才有机会积极客观应对，这对保持夫妻关系非常重要。到了更年期阶段，激素水平下降等生理因素会加速性欲、性功能的减退，但夫妻生活的频率和性生活持续时间并不完全是夫妻生活质量的标准。年长肾友的夫妻生活很大一部分可以表现为互相依偎和身体接触。

"有些肾友，尤其是部分女性肾友，经常会有对未来的不确定感。曾经有一位肾友对我说到，结婚两年多来，她没能生个孩子，爸妈一直念叨。她和配偶的感情基础稳定，配偶很考虑她的感受，但在受社会舆论影响的实际生活中，也难免掩饰不了他的无奈。肾友时而自问，能够为家庭做些什么呢？面对肾友的问题，我有时还真的一下子无法解答。慢性肾功能衰竭进入尿毒症期是不能彻底治愈的，需经历漫长艰辛的透析治疗，大部分肾友都充满着对配偶和家庭前景的不确定感，常常多虑和猜疑，导致婚姻关系的微妙变化。面对这样一种关系，应该在做好自己的情况下尽可能体谅配偶，珍惜和保持婚姻的感情基础。"

我听着王医生的讲解，还不时地在手机备忘录上记下一些重要信息，以便忘记时还可以拿出来看看。王医生又对我说道："小沈，你现在透析近两年，各方面的指标都比较稳定，在血压和血糖控制上也做得很好，这就说明替代肾脏功能是趋于稳定的，服用的药物也是基础量，没有太大的调整。所以只要生活规律，自身没有疲劳、乏力等情况，是可以进行正常频率、强度的夫妻生活的。对于疾病需要正视，而不是讳莫如深，不必过于紧张，这样对正常夫妻生活很有帮助。而且正常的夫妻生活不会影响到肾功能和疾病本身，相反愉悦的心情可以调节人的精气神，提高生活质量哦！"

王医生的一番话给了我心里问题的全部答案，也打消了心里积存的一些顾虑。最后，王医生语重心长地强调："小沈，我还是要提醒你不能为了追求所谓高质量的夫妻生活去服用一些所谓壮阳的药物或保健品，其中的副作用不可预估，最终反而会弄巧成拙。总而言之，肾脏疾病病友的性生活问题需要被理性地看待，具体问题具体分析，必要时可以咨询我们肾内科或者男性病科医生，共同找到问题的科学解决方法，从而找到通往幸福的道路。"

"知道了，王医生，我现在懂得去辨别那些毫无科学依据的说法以及被夸大作用的保健品，平日里尽量选择在自己休息充足、精力充沛的情况下进行夫妻生活。"

今天的复诊像是为我开的专场，抬起手表看到时间已经不早了，我连忙与王医生道谢并道别，迈着轻盈的步子走出了腹膜透析中心，那是重新给我生命、重新给我自信的地方。

生育问题需要从长计议

　　当前家人和我都有生育一子的愿望，但目前的透析加服药治疗状态让我们担心能否生育一个健康的孩子。我在复诊后来到肾内科胡主任的诊室，想专门请教一下这个问题，家里也好提前准备。

　　"胡主任，您好！打扰您了，今天我已经做好每月的复查，报告也出来了，各项指标都还行。我来找您是想问问生育的事情。您也知道，家里长辈一直念叨，我也是想早点完成使命。"

　　胡主任放下手中的鼠标对我说：

　　"小沈，你坐下来。对于透析肾友的生育问题，从科学角度来讲，只要病情允许，是可以考虑生育的。在过去，进入尿毒症期的肾友怀孕生育的情况并不多见，但是随着医疗条件的改善，越来越多的育龄肾友在一定条件下可以选择生育。我今天就来与你聊聊有关生育的建议。当然，决定权还是在你和配偶，我们中心会配合做好相关的检查及必要的监测。

　　"患肾脏病后生育，一般男性较女性容易得多，因为男性只存在授孕，没有妊娠与分娩之忧。男性肾友考虑更多的是疾病与其治疗药物对精子质量和数量的影响。一般尿毒症后由于疾病及药物的影响，精子活动力、存活率、密度等都会显著下降，致使男性生育力下降。另外，睾丸的慢性特异性炎症以及尿毒症的毒素等代谢产物对睾丸造成了损害，影响了睾丸的生精功能，导致精液质量以及生育力指数下降，从而使生育力下降。只要病情稳定，可以在短期内停用影响生育的药物，一般停用3～6个月，等待女方怀孕后即可恢复治疗。

　　"女性肾友则不同，肾脏病会导致女性的卵巢功能障碍，且与肾功能进展的程度直接相关。达到终末期肾病（CKD5 期，俗称尿毒症），由于雌激素水平降低、黄体酮水平下降以及性激素结合球蛋白水平的变化，肾友出现闭经和生育力减退的情况十分常见。但是，需要注意的是，进入终末期肾病的女性，她们的性腺功能障碍主要原因是激素水平的变化，而不是卵巢本身的早衰，所以，一旦激素水平得到改善或恢复，她们也存在月经周期恢复正常的可能，也就有了生育能力。理论上，由于透析治疗能够帮助净化血液，排除体内毒素和代谢废物，使体内环境得到改善，从而有助于恢复女性肾友正常的月经周期和激素水平。但在现实中，有一些女性透析肾友经治疗并不能恢复到正常水平。因为透析并不能完成肾脏的所有任务，与肾脏正常的人相比，透析患者的身体里终究会有一些残留的代谢废物，可能会阻止卵子的产生并影响月经。此外，这个问题还与肾脏的原发疾病、营养状况和用药情况等都有关系。

"女性肾友如果想生育，首先，应该保持良好的营养状况，因为营养不良可能会导致和加重月经紊乱。其次，应该听从专职医生的建议，使用药物治疗可能导致月经不规律的潜在疾病，如甲状腺功能异常或多囊卵巢综合征等。再次，减轻压力也是促进月经规律的一种方法，因为压力可能会干扰内分泌系统的正常功能。最后，如果月经紊乱与透析治疗本身有关，医生可能会建议调整透析方案或采用其他治疗方法来促进月经恢复正常，这些难题需要妇产科和肾内科医务人员共同努力去解决。

"怀孕后，胎儿须在母亲体内生长长达九个月之多，加上妊娠对肾脏乃至身体的影响，很多女性肾友对妊娠望而生畏。所以，年轻育龄女性如何把握怀孕时机，让自己成为母亲的美梦成真，在兼顾肾脏病治疗的同时完成十月怀胎，生下一个健康可爱的宝宝就显得非常的不容易。对于进入透析阶段的女性，虽然不用担心怀孕增加肾脏负担进而加重肾脏功能损伤，但是需要保持血压稳定、透析充分性较好、身体内环境稳定。因为妊娠期间的降压药物选择余地有限，血压控制可能不稳定，使得妊娠早期可能出现妊娠高血压综合征。如果血压升高严重，易引起高血压性脑病、子痫、胎儿宫内窘迫、死胎等，迫使妊娠无法继续，孕妇可能会发生心力衰竭、产后大出血等，严重危及孕妇生命。当然，临床上也有透析女性成功生育的报道，但成功者以早产居多。

"虽然随着目前透析技术的不断提高，也会有一些女性透析肾友成功受孕且生产的案例，但在国内的大多数医疗机构中，都不建议女性透析肾友怀孕并会要求她们做好避孕措施。医生的理由常常是，一方面，透析女性的垂体促黄体生成素释放异常，通常会造成无法正常排卵，导致她们的生育能力下降；另一方面，即使妊娠成功，妊娠也会带来多种风险。

"风险一，会加重身体负担。腹膜透析后需要时刻关注自己的体重增长情况，随着妊娠期的延长，会难以分清是体内水分增加造成的体重增加，还是由于正常妊娠造成的体重增加。对于这种情况，医生很难用一般的方法对干体重进行评估，最后可能会发生低血压或者难以控制的高血压问题。

"风险二，难以进行饮食控制。若在妊娠期间为了更好地补充营养，可能会面临着涨水过多的情况，导致超滤量大，容易诱发低血压。如果为了避免过量涨水而过度限制营养物质的摄入，又会造成胎儿无法及时摄取能量和营养物质，影响正常的生长发育。

"风险三，胎儿早产。胎儿早产的原因主要是羊水过多、胎膜早破及高血压等。早产儿出生后会出现一系列危险的情况，如出生时体重过低等，需要医护人员进行密切的监护。对于此种情况，临床上一般认为腹膜透析不能适应妊娠，治疗方式会改为血液透析，以增加透析的频率，以及实现血中尿素氮水平的充分降低，从而降低羊水过多或胎儿早产的概率。处于妊娠期的肾友每周至少要进行16小时的有效血液透析，虽然目前没有明确的尿素氮标准，但是可以明确的是，当尿素氮水平过高时，生产就很难顺利进行。

"因此，各大医院都会强烈劝阻女性透析肾友进行受孕。国外的一些数据显示，女性透析肾友在透析后的妊娠成功率在1%～7%，而适龄年轻女性透析肾友怀孕后生产成功的概率可以达到30%～50%。国内的调查显示，女性透析肾友成功分娩出活的胎儿的概率为42%～60%，但普遍存在着胎儿早产、宫内生长受限、低出生体重等情况。虽然这个生产成功概率与正常的人群相比有很大的差异，但是对于进行透析又想拥有自己的孩子的女性肾友来说已足够鼓舞人心了。

"女性肾友的家属应该主动去了解关于尿毒症和透析的一系列知识，不可因为'传宗接代'的思想就要求她们不顾生命危险怀孕生子；应该明白疾病在发生后就无法避免，给予她们更多的安慰，让她们勇敢面对。如果女性肾友十分想要有自己的孩子，那就需要严格制订妊娠计划，需要妇产科、新生儿科、肾内科及患者本人的共同配合，在充分评估、避开所有的困难后，才有可能迎接新生命的到来。

"小沈，我刚刚一说起来就扯出太多话了，与你的关系不大，主要是想说明女性透析肾友想要一个孩子太不容易了，有时甚至要冒着生命危险。言归正传，我们还是来说说生育的准备工作吧。其实男性和女性要做的准备都是差不多的。首先是要了解自己的身体情况，一般提前3～6个月，经透析中心专职医生做全面的身体评估才能做出决定。确定可以生育后，专职医生就会调整相关治疗用药，如病情允许，停用对胎儿有影响的药物，或尽可能改用对胎儿和性腺无影响或影响较小的药物。男性肾友需要考虑的精子数量和精液质量问题大多会在停药的3个月内逆转，但是肾友千万不能自行停药。女性肾友的药物调整更为复杂，还要考虑怀胎期间的用药。透析方式也需要改变，需要插入半永久血透管开始血液透析治疗，一来减轻怀孕期间腹腔的压力；二来帮助更好地提高透析充分性，保障怀孕期间体内毒素高效清除，稳定身体内环境。

"总之，透析阶段的肾友计划生育怀孕不是一件简单的事情。也正是因为进行透析的女性在妊娠时的特殊性、复杂性及危险性，所以我们医生还需要不断进行研究探索、不断提高医疗技术水平，早日帮助女性肾友完成心愿。

"小沈，你最近半年的透析指标和身体情况我还要调出检验报告仔细查看后才能给你答复。"

我听了胡主任的这些话有些愣住了，生育之事好像没有我想的那么简单啊！"好的，胡主任辛苦了，我等您的答复，谢谢！"我向胡主任道了声谢，边走出诊室边想着回家与妻子好好说说这些生育门道。

4. 会遗传的肾脏病

我在一些书籍和手机上看到肾脏病是有家族史的，也有肾友提到父母亲及兄弟姐妹中有同样的病史，那我如果有下一代，他（她）会不会跟我一样得尿毒症呢？我的心里一直非常忐忑，今天在小区附近的体育中心正好有肾内科专家们的义诊活动，还是要好好咨询一下专家。

"丁主任，我腹膜透析近两年了，家里一直催着想让我们要个孩子，我和爱人对肾脏病到底会不会遗传，到底哪些肾脏病会遗传不是很清楚，您可以讲讲吗？"丁主任微笑着说：

"你好，是小沈吧，最近门诊评估各项指标都蛮好的，上次你妈妈陪你过来复诊就提到想让你们生一个，看来你们还是有一些顾虑的。不可否认，有些肾脏病的发生具有家族聚集倾向，但大部分肾脏病并不遗传，只有小部分的肾脏病会遗传给后代。会遗传的肾脏病，患者家族中往往存在明确的类似病例。一般家族中有两个或两个以上的人患肾脏病，就要高度怀疑有遗传或家族性肾脏病了。肾脏病中常见的多囊肾、遗传性肾炎、薄基底膜肾病、先天性肾病综合征，不常见的法布里病、指甲-髌骨综合征及遗传性肾小管疾病（家族性肾性糖尿、胱氨酸尿等）会被遗传给后代。当确诊为以上肾脏病时，需要在肾内科医生的指导下选择或决定是否生育。对这些遗传性肾脏病目前还没有特效的治疗方法，因此如果父母等长辈或家族中有血缘关系的亲戚被诊断了这些肾脏病，下一代就会有患同种肾脏病的风险。患有遗传性肾脏病的人在备孕前可以找专科医生进行生育咨询。

"我简单给你介绍一下常见的有明确遗传倾向的肾脏病。多囊肾是一种常见的遗传性疾病。根据遗传方式不同，多囊肾分为常染色体显性遗传多囊肾和常染色体隐性遗传多囊肾。后者多发生于婴儿期，临床上不多见，50%的患者在出生后数小时至数天内死于呼吸衰竭或肾衰竭。前者较为常见，按其遗传规律，家族代代发病，男女患病概率均等。也就是说，如果父母一方患多囊肾，则无论是儿子还是女儿，将有50%的概率遗传多囊肾。一般在青中年后，患者肾脏出现无数大大小小的囊肿，且随着年龄的增加，囊肿数量增加，囊腔扩大，多数在30～50岁出现背部或肋腹部疼痛等症状，部分在病程中会有囊内出血或肉眼血尿。在中年后，患者会出现肾衰竭，需要透析治疗。常染色体显性遗传多囊肾还会伴有肝囊肿、胰囊肿、颅内动脉瘤、心脏瓣膜异常等，因此也是一种系统性疾病。

"遗传性肾炎又被称为Alport综合征、家族性出血性肾炎，以血尿、慢性进行性肾衰竭为特征，部分会合并感音神经性耳聋及眼病，为遗传性家族性疾病。遗传方式中，X染色体连锁显性遗传约占80%，致病基因在X染色体上，遗传与性别密切相关。男性发病早，病情重；女性一般发病晚，病情轻。典型病例有耳-眼-肾三联征，家族中有类似患者。常见的肾脏表现中最早的为持续性或再发性血尿，男性常于5岁之前出现，有的甚至在出生后几天内就出现血尿，接着随着年龄的增长逐渐出现蛋白尿。约40%的患者会表现为肾病综合征，即大量蛋白尿、低蛋白血症、高度水肿和高脂血症，疾病后期多发生高血压、肾功能进行性减退。关于肾外表现，有23%～75%的患者伴神经性耳聋，男性发生概率高于女性，发生年龄也较女性早。耳聋会先于肾损害及尿液检查异常出现。特征性眼部病变包括前圆锥形晶状体、眼底黄斑和斑点状视网膜病变，发病率在15%～40%。

"薄基底膜肾病又被称为良性家族性血尿，多数患者无明显症状，一般在体检或其他目的检查中发现，也是一种常见的家族性遗传病。本病以反复血尿为主要临床表现，病程良性，长期预后良好，肾功能长期保持正常。此病的诊断需要依靠肾穿刺活检，电镜检查发现肾小球基底膜弥漫性变薄是诊断的'金标准'，但是因肾穿刺活检是有创检查，本病的发展又是良性的，一般不建议行肾穿刺活检。

"先天性肾病综合征一般是指芬兰型先天性肾病综合征，在出生后3～6个月起病，具有肾病综合征的四大特点，即大量蛋白尿、低蛋白血症、高度水肿和高脂血症。此病为常染色体隐性遗传，患者常为早产儿，有小鼻、鼻梁低、眼距宽、肌张力差等表现。患儿出生后很快出现水肿和腹水，并常有脐疝，喂养困难，易呕吐和腹泻，生长发育迟缓。早期肾功能正常，但易患感染性疾病，预后较差，常死于尿毒症。

"小沈，你的肾脏病理应该是 IgA 肾病，是最常见的原发性肾小球肾病，不属于遗传性疾病。如果还不放心，你们可以在孕前进行家系调查（包括与你有血缘关系的亲属），进行遗传性肾脏病的筛查。另外，可以在你爱人怀孕后对部分遗传性肾脏病进行基因检测，争取早期诊断。这样总该放心了吧！"

"谢谢丁主任，您这样一讲，我对这方面的内容清晰多了，消除了之前的顾虑，回家后可以与爱人商量生育的事宜了。"

六

透析后的衣、食、住、行

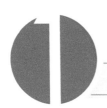

穿衣的注意事项

　　腹膜透析以后，衣服选择宽松舒适的棉质衣物，避免装饰过多和毛绒衣物。裤子建议选择有松紧带的运动裤，那么问题来了，如果裤子宽松，腹膜透析患者可以使用皮带吗？答案是，并不是不可以，要看我们如何选择。

　　针扣皮带万万不能选，众所周知，腹膜透析导管的材质是硅橡胶，尖锐的金属容易戳破导管，会导致感染甚至拔管。而金属的板扣或者自动扣皮带，长久下来会磨损腹膜透析导管。所以，建议大家选择布质腰带，安全、舒适、透气。

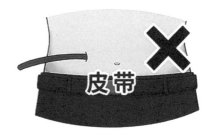

腹膜透析患者不建议使用皮带

洗澡的注意事项

　　你会洗澡吗？听了这话，你肯定笑了，又不是小宝宝，谁还不会洗澡呀！可是我们是特殊人群，腹部"长着"一根腹膜透析导管，导管直接进入腹腔，导管周围和出口就会有细菌定植，所以洗澡可不是随随便便就能洗的，要有"仪式感"，不然洗澡方法不当可能会导致出口感染或者出口及隧道口感染，严重的话甚至会腹腔感染。那腹膜透析肾友怎样才能安全地洗澡呢？下面我来给大家分享一下吧！

　　新置管的肾友们可千万不要着急，一个月内，我们的腹膜透析导管外出口还没有长好，医生不建议我们洗澡的，所以我们可以先温水擦浴，切记不要浸湿敷料哦。一个月以后，我们的透析卫士会评价导管的出口情况，如果愈合情况良好，腹膜置管处伤口拆线后就可以洗澡了。尽量在给导管出口换药前洗澡。那么，洗澡前都有哪些"仪式感"呢？

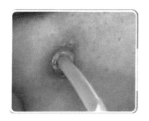

未完全成型的导管出口

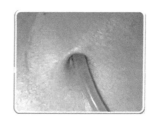

成型良好的导管出口

　　物品准备：碘伏棉签，大小合适的敷料，管道固定胶布，生理盐水，干棉签，造口袋或者防水贴。

　　洗手后，取下导管出口的敷料，检查短管接头是否拧紧，将腹膜透析外接短管全部放入造口袋中，撕开造口袋反面的粘贴纸，固定于出口处。

六、透析后的衣、食、住、行

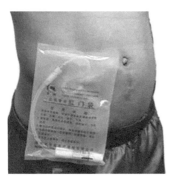

造口袋

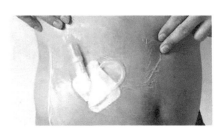

防水贴

洗澡的时候要注意：不要锁门（谨防发生意外时家人能及时处理）；浴室环境温暖、不密闭（注意保暖，谨防感冒，密闭的环境容易使人缺氧、晕厥）；空腹时或者饱食后不要立即沐浴，控制时长（20分钟），防止造口袋中途脱落。

虽然我们的腹膜透析导管被造口袋保护好了，但是洗澡后，造口袋里面有潮气，洗完澡后一定要记得换药，保持伤口及敷料清洁干燥。如果伤口出现肿胀、发红、肉芽生长、有分泌物，一定要及时就医。

游泳的注意事项

　　游泳是一项很好的有氧运动，但腹膜透析患者游泳前一定要先将腹膜透析导管出口处妥善保护。不能到卫生条件不达标的游泳池里游泳，且注意游泳后应立即对腹膜透析导管出口处进行消毒处理。腹膜透析患者可以游泳，但是要避免泡澡（泡温泉），因为泡澡有极高的创口感染风险。短管和出口不能长时间浸泡在水中，保护膜经过长时间浸泡会不粘，导致出口进水，再加上游泳池水不是无菌的，容易导致细菌滋生，从而引发腹膜炎。因此，在游泳前要做好准备，用造口袋和防水贴保护好。游泳池水温要适宜，控制游泳时间。游泳后检查保护膜有无漏水，立即用碘伏消毒出口，更换敷料，严密观察腹透液颜色和性状，如有腹透液混浊、发热等异常，立即就医。

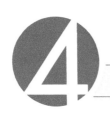

控制饮水量的方法

水占成人体重的 60%～70%，肾脏生病了，人体就只能靠透析才能排出多余的水分。那做了腹膜透析以后，水该怎么喝呢？水喝多了的话会导致血压升高、胸闷、呼吸困难，晚上躺不下来，眼睛和脚踝都会肿起来；水喝少了的话，会导致低血压、头晕乏力、口干、皮肤干燥。接下来，我来分享一下我是怎么平衡我身体内的水的。

① 我准备了一个有刻度的杯子，严格控制液体摄入量（饮水量的计算方法：前一日出量 +500 mL），平常不要饮用茶、咖啡、碳酸饮料、高糖饮料，这样的饮料只会让患者越喝越渴，起不到解渴的作用。

② 每天监测体重、血压、尿量和超滤量，写好腹膜透析日记。

③ 留意下列症状：眼睑、颜面、脚踝甚至下肢肿胀；胸闷、呼吸困难；头晕、疲乏；血压升高；短时间内体重急剧上升。

④ 遵医嘱正确使用不同浓度的透析液。

⑤ 口渴的时候，可以用凉水漱口，含化冰块，咀嚼口香糖，含块柠檬，吃一颗酸梅子。要是没有梅子，也可以在墙上挂一幅梅子的图画，望梅止渴有时也会有用。

⑥ 要养成规律健身的习惯。健身不仅能提高患者的心肺功能，增加瘦体重，愉快心情，加强社交，还能增加不显性失水（呼吸道及皮肤的水分蒸发）以及汗液的排出量，减少体内的水量。

⑦ 在干燥的季节可以应用加湿器增加居室内的空气湿度，减少口腔干燥的感觉。

日常饮食限盐的方法

盐是我们生活中必不可少的调味品，腹膜透析患者常常被医生要求"低盐饮食"，特别是当我们出现了水肿或者高血压的时候。很多人会问了，这是为什么呢？盐能影响什么？不放盐的食物寡淡无味，这点盐对于我们应该没事的吧？

严格来说，我们从食物中获取的盐，主要指的是"钠"。95% 的钠是由肾脏代谢掉的，钠摄入过多，就会加重肾脏负担。得了慢性肾脏病之后，肾脏功能减退，肾脏的排水、排钠能力因此降低了，过多的钠摄入只会进一步加重肾脏的负担。

盐（钠）会导致人体水分不易排出，每 1 g 盐可以"吸附"110 mg 左右的水，如果腹膜透析患者吃盐过多，就会导致体内水钠潴留更加严重。这时候，我们会发现自己"胖了"，皮肤一按就凹陷下去了，晚上胸闷得躺不下来。（常见的水肿：眼睑水肿、下肢水肿直至全身水肿，甚至出现胸腔、腹腔、心包积液。）摄盐（钠）过多可使降压药物疗效不显著，是顽固性高血压最常见的诱因。

那么，医生所说的低盐饮食的要求是什么呢？世界卫生组织建议，慢性肾脏病患者每日食盐摄入量小于 3 g。严重水肿的患者应该无盐饮食。有的肾友就说："我天天拿着 2 g 的限盐勺限盐，为什么感觉没有多大作用呢？"那是因为你不了解那些看不见摸不着的"隐形盐"——其他含盐高的调味品（如酱油、味精、鸡精、黄豆酱、辣酱、豆瓣酱等）和加工食品（酱肉、零食等）。如用酱油调味，则食盐用量需相应减少，1 勺 15 mL 的酱油，含钠 800 mg，为一天推荐摄入量的 40%。其实很多蔬菜的含钠量也非常高，如芹菜、茼蒿、茴香、各种萝卜、大白菜梗、小白菜、黑油菜、芥蓝、菠菜、胡萝卜缨、空心菜等，建议慢性肾脏病患者食用以上蔬菜时，每日摄入的量控制在 200～250 g 为宜。这些天然的食材建议少加盐或者不加盐，直接烹饪自带咸味哦！

　　有的肾友认为，既然慢性肾脏病患者吃盐多、喝水多不好，那就吃盐越少越好。这也是完全错误的，并且十分危险。肾脏有很好的保钠能力，即当机体缺钠时，肾脏排钠会明显减少，以保证体内的钠不会过低。肾脏保钠能力下降，机体缺钠时，肾脏照样排钠不止，久而久之，可形成低钠血症，患者感觉倦怠乏力、血压下降。所以，我们并非需要"低盐到底"。尤其是对于我们腹膜透析患者，需要适当补充钠盐，才能满足机体需要。低血压、低血钠、使用利尿剂的肾友，或夏季大量出汗以及腹泻、呕吐的肾友亦是如此。

尝鲜时令性食物时的注意事项

民以食为天，大家关心最多的问题就是，什么能吃，什么不能吃。吃时令美食，一直是中国人独特的传统习惯。因为现在大家都比较崇尚健康饮食，反季节菜逐渐淡出人们的餐桌，取而代之的就是各类时令菜。那腹膜透析患者对于各类时令菜是否能大快朵颐呢？

首先，我们要根据自身情况选择是低盐优质蛋白饮食，还是低盐糖尿病饮食，基本原则不能变。其次，每个月定时腹膜透析门诊复查，及时了解自身有无水肿、电解质紊乱等情况。最后，根据自身的情况选择合适自己的美味佳肴。比如说，当我们得知血钾高了，对"水八仙"（茭白、水芹、慈姑、芡实、荸荠、莲藕、莼菜、菱角）可就只能避而远之了。

7 存进冰箱的食物的安全问题

　　随着生活条件越来越好，每家每户基本都有冰箱，食物吃不完时，为了避免浪费，人们就会把食物放进冰箱里储存。在没有确诊慢性肾脏病之前，冷饮是我的最爱，冰箱内的饮料、食物我更是吃得肆无忌惮。可是自从置入腹膜透析导管，听了护士的健康宣教以后，我慢慢了解到，腹膜透析患者是不能食用冰箱内的食物的。在冰箱内储存过的食物已经变得不新鲜了，随着储存时间的延长，食物中的细菌越来越多。我们吃了冰箱内的生冷食物以后，极大可能会出现腹痛、腹胀、腹泻，甚至可能会感染腹膜炎。到时候不仅仅是自己吃苦头，还缩短了腹膜"寿命"。所以，我们要管好自己的嘴巴，即使在炎热的夏季，也不要贪凉吃冰箱内的生冷食物。要是不想浪费的话，每次少做一些，吃多少做多少，做到光盘行动。

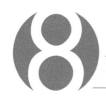

实现"磷"达标的方法

大家有出现过皮肤瘙痒吗？起初我还以为是冬天皮肤干燥引起的呢！我咨询了透析卫士才知道，这是血液中的磷在"作怪"。磷代谢异常贯穿整个慢性肾脏病病程，磷含量升高会引起瘙痒、骨痛、骨折，会增加心血管事件风险，同时加速肾功能衰退，最终降低我们的生存率，所以我们要管理好"磷"。透析卫士告诉了我控磷三要素：严格控制饮食，选择磷含量相对低的食物，减少磷摄入；充分透析（血液透析 / 腹膜透析）可去除体内多余的磷；每日正确使用磷结合剂（餐中嚼服的有碳酸钙片和碳酸镧，餐中吞服的有碳酸司维拉姆），减少每日食物磷吸收。

一些饮食上的小技巧能去除磷：煮鸡蛋，弃蛋黄，吃蛋白；水煮鱼、肉弃汤，吃肉（悄悄告诉你们，这样能减少一半左右的磷含量哦，而且蛋白质成分仅有很少的影响）；捞米饭。

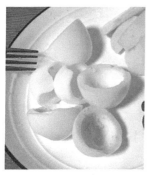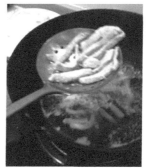

低磷饮食小技巧

避雷含磷较多的食物：

① 动物内脏：肝脏、心脏、肠、肚、肾等。

② 豆类与豆制品：黄豆、绿豆、红豆、豆腐干、油豆腐等。

③ 坚果类：花生、瓜子、腰果、杏仁、芝麻等。

④ 干菜类：腐竹、木耳、紫菜、海带、菌菇类等。

⑤ 加工食品：牛肉干、猪肉脯、松花蛋、罐头食品、冷冻食品等。

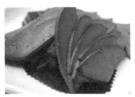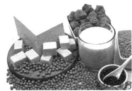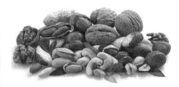

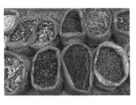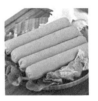

常见高磷食物

你们肯定又要说了，这么多不能吃，我怎么知道还有哪些食物磷含量低呀，总不至于买菜之前还要做攻略吧！那我把我学到的低磷食物小口诀分享给大伙儿吧。

冬瓜茄子西红柿；粉皮粉条水萝卜；
苹果木瓜白兰瓜；精米精面和藕粉；
牛肉蛋清和海参；芋头酸奶田鸡肉。

和家人同室而眠的注意事项

　　自从做了腹膜透析以后，家里单独准备了一个小房间让我做腹膜透析，可是晚上不可能单独睡觉呀，毕竟家里就这么大，也不知道能不能和家里人一起同室而眠。带着疑惑，我咨询了我的透析卫士。其实，只要保证房间和床铺的干净卫生，做到每日通风消毒，是可以与家人同室而眠的。当然了，自身的保护措施还是要做好的，如果家人得了感冒、皮肤病、肺结核等感染性疾病，肾友们为了自身的安全，还是要与家人暂时分开入睡的。

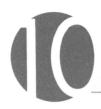

失眠的解决办法

你失眠吗？我在住院期间失眠就会口服医生开的舒乐安定。虽然安眠药的确可以改善失眠症状，但并不能从根本上解决我的失眠问题，而且长此以往我还担心会产生药物依赖。没想到慢性肾脏病竟然还影响睡眠，我的透析卫士告诉我，慢性肾衰竭会引起代谢物潴留，大量毒素堆积会使人体长期处于紧张、抑郁、焦虑状态，对内分泌系统产生显著的影响，导致机体处于一种应激状态，所以慢性肾脏病患者多有不同程度的失眠症状。对于这个情况，我的专职医生和护士帮我找到了原因，改善了失眠。

首先，我遵从医嘱，按时按量吃药，不擅自停药或加药，每日做好腹膜透析，清除体内毒素与多余水分。其次，通过清淡饮食减轻身体代谢的压力，避免食用过多油腻、辛辣、刺激性食物，在家中也按照住院期间的饮食食用优质蛋白。避免因为饮食不当而导致身体的代谢功能紊乱、内分泌失调，从而引起失眠。最后，愉快的心情也很重要，学会放松自己，缓解压力，听轻音乐、阅读、按摩等方式都可以缓解心理压力，帮助改善失眠。失眠状况的改善还能延缓疾病的进展，以及预防心脑血管疾病等并发症的发生。

所以，平时要保持积极乐观的心态，不讳病忌医，多咨询医生疾病进展和治疗情况，配合治疗，减少不良情绪的产生，才能从根本上缓解甚至避免失眠情况的产生。

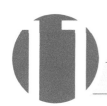

养宠物的注意事项

我妻子是个爱宠人士，喜欢养小猫小狗。自从我做了腹膜透析以后，她就不得不将心爱的小猫送给了闺蜜饲养。为此，我去咨询了医生，医生的观点非常明确——能不养宠物，最好不养。

这里指的"最好不养"的宠物是那些亲近主人、毛茸茸的动物。对于水生生物（鱼、乌龟），爬行或两栖动物（变色龙、蜥蜴），还是可以饲养的。毛茸茸的动物（如小猫、小狗等），易将许多微生物（细菌、病毒、真菌）沾染在毛发上，动物毛发细小，可在房间中飞散而不被人察觉，造成污染。对于腹膜透析患者来说，这些飞散的毛发无疑会增加感染的风险。所以，建议腹膜透析患者尽量不养猫、狗、水貂、宠物鼠、兔等毛茸茸的宠物。

平时接触宠物后要及时更换衣服、清洗双手；不让宠物进入用于腹膜透析操作的房间。

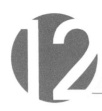

12 预防便秘的办法

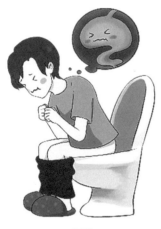

便秘

大家被便秘困扰过吗？腹膜透析后，由于毒素导致胃肠功能紊乱、蛋白质缺乏、肠蠕动无力、服用钙铁等药物、饮水不足、缺少膳食纤维等原因，便秘在腹膜透析患者中很普遍。所以，腹膜透析以后我就特别害怕便秘，便秘会使肠道充满大便，使其变得胀大。胀大的肠道又会向腹腔挤压，引起透析管路堵塞，灌液和排液变得困难，从而降低透析疗效，腹膜透析导管会出现移位、功能不良、引流障碍，严重的话会发生肠穿孔，排便用力过大时甚至有导致心脑血管疾病的风险。

所以，我慢慢改变了我的生活习惯。

① 养成定时排便的习惯，每天至少排便 1 次，不管有无便意，也要定时去卫生间排便。

② 合理安排膳食，适当摄入水分，摄入清淡、易消化、富含粗纤维和多种维生素的食物。

③ 适当进行有氧运动。规律的运动是指每周在室外运动 3 次，每次 15～30 分钟。运动形式包括步行、爬楼梯等。

④ 适当的排便环境。

⑤ 适宜的排便姿势，坐便比蹲便能更好地保护腹膜透析导管不移位。

⑥ 腹部按摩。

⑦ 放松心情，缓解紧张和焦虑。

如果以上改变生活习惯的方法还解决不了便秘的问题，就只能采取药物治疗，如乳果糖、大黄、番泻叶、开塞露等，这些药物应在医护人员指导下使用，必要时可前往医院进行结肠透析。

　　结肠透析通过向人体结肠注入过滤水，进行清洁洗肠，清除体内毒素，充分扩大结肠黏膜与药物接触面积，然后再注入专用药液，使药液在结肠内通过结肠黏膜吸附出体内各种毒素，并及时排出，最后再灌入特殊中药制剂，并予保留，在结肠中利用结肠黏膜吸收药物有效成分，起到对肾脏治疗的作用。同时可降逆泄浊，降低血肌酐和尿素氮、尿酸等尿毒症毒素，以减少漂管及腹膜炎的发生。